U0270101

熊猫医生 科普日记

远离脑中风

文 缪中荣

图 何义舟

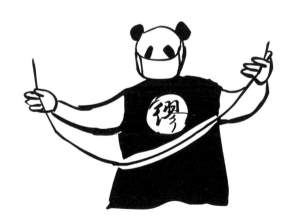

人民卫生出版社

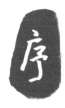 # 内容才是漫画的王道

——蔡志忠

1992 年，日本一家大药厂老板约我在东京六本木餐厅见面相谈，原来他希望画完漫画中国诸子百家思想系列之后，能画中国四大药王扁鹊、华佗、张仲景、孙思邈，然后再接着画医学病理漫画，可惜我一心要画佛学禅宗主题，没答应他画医学系列。

很高兴看到何义舟与缪中荣两位医生以轻松浅显易懂的漫画手法，出版了《熊猫医生和二师兄漫画医学》系列。由于他们两位都是执业几十年的正牌医生，因此更能将医学与漫画结合得非常完美。

很多人误以为漫画只是幽默讽刺，漫画要为政治服务。其实漫画的"漫"就是没有边界之意，漫画不仅可以画幽默讽刺、剧情故事，也可以用来阐述古人的智慧。

这是从事漫画五十几年来最深刻的体悟！其实漫画只是一种语言，一种表达手法。漫画最重要的不是技巧，而是："内容、内容、内容，内容才是漫画的王道。"

我自己以漫画手法阐述中国诸子百家思想获得很大的成功，相信《熊猫医生和二师兄漫画医学》这么有内容的医学漫画必能获得满堂喝采，大受关心身体、注意养生的读者们欢迎。

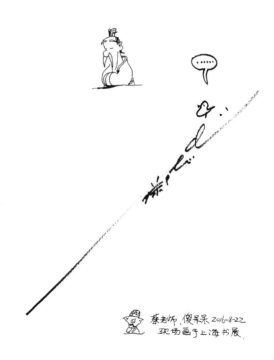

蔡老师，傻呆呆 2016-8-22
现场画于上海书展。

注：本书是《熊猫医生和二师兄漫画医学》系列的中风科普多格漫画专辑。

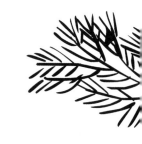

 前言

预防是最好的治疗

脑血管病学名"卒中",又称"中风",已经成为导致我国城乡居民死亡的第一大病因,其发病率正以每年8.7%的速率递增。根据世界银行的调查数据推算,假如不采取更有效措施,到2030年,我国预计将有3177万名中风患者,社会和家庭将为该病背负沉重的医疗负担。全民防治卒中刻不容缓!

要实现全民健康的目标,"治已病"是远远不够的,"治未病"才能控制"上游"的源头,因此,要提高疾病控制能力,中风防控关口必须前移。在众多防控措施之中,"教育"是最好的措施之一,教育对象包括已病患者、高危人群(如老年人和慢性病人群),其实更重要的是要教育未病人群,包括孩子、青少年、中年人,医生在这其中的责任义不容辞。

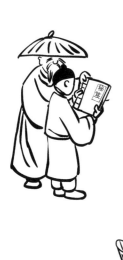

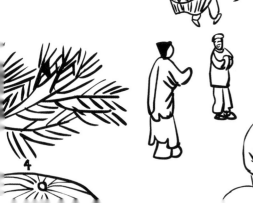

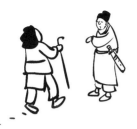

科普，任重道远

科普工作意义如此重大，它牵涉到成千上万的人群和家庭，其传播范围比学术著作更广，社会影响力更深远，其所能够产生的社会效益是不易彰显但却意义深远的，可能会影响一代人或几代人的健康和家庭幸福。

开始做科普之后，我才认识到科普是一件很难的事情。写一篇学术论文，我会很容易写出来，而且能写得很好，但要写好一篇易于传诵的科普文章并不容易。

做好科普，不只是有"医术"就可以，还要讲"艺术"，懂"技术"。罗列大量的医学专业数据和知识对医生来说容易做到，但百姓接受起来就难了。把关键点提炼出来让人一下就明白，一看就记住，百姓是轻松了，但这对医生的要求就高了，不仅仅是精力上，还有能力和用心，都要诚意十足。因此，如果没有"肯把牢底坐穿"的毅力，没有"吃饭也在想，走路也在想"这样的投入，也很难真正掌握科普工作的窍门和规律，通俗地讲，就是让科普"接一接地气"，这真是不容易！

一项工作越难，其意义越重大。在科普这条路上，我愿意担起难的担子，把轻松留给读者。

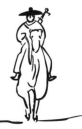

漫画，让医学变得简单

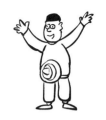

我选择漫画风格做科普不是偶然的，在日常门诊工作中，我经常需要向患者解释疾病，"有时候你说得再好他都听不懂，但画个图一下子就明白了，有些患者还问这张图能不能带走。"

医学和老百姓之间有一堵墙，要推倒这堵墙很难，以前伪养生科普那么火，就是因为让人容易接受，所以科普一定要做到通俗易懂，漫画是我首选的形式。

经过了很长时间的构思，我在2015年创作完成了《漫画脑卒中》，这部作品概括了中风的相关医学知识，对老年人等高危人群、患者或者年轻的医生都有一定的指导意义。这部作品出版后，获得了"第四届中国科普作家协会优秀科普作品奖"金奖，应该说取得了一定的成效，但是我仍然不满足，科普工作不能仅仅覆盖医患和高危人群，还要辐射到全年龄段人群，这样，才能真正推动全社会关注中风、联手控制中风，让发病率下降

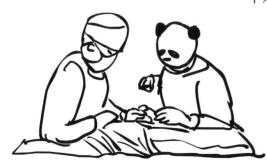

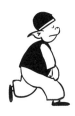

一到两个百分点，惠及百万人群，让疾病不发生、晚发生，这才是科普的真正价值所在。

我对科普的这份执着打动了身边的很多朋友，大家都在帮我出谋划策，直到有一天，我的编辑周宁向我推荐并专程为我联系了擅长漫画的何义舟医生，凭着对漫画科普共同的热爱，我和何医生一拍即合，从此拉开了熊猫医生和二师兄的医学漫画之旅。

我们把自己从医若干年遇到的患者故事画出来，就是为了让更多百姓了解到原本只有医生才知道的一些知识，这些知识越早普及到大众，越多人知道，疾病就会越少或来得越迟。我们

从重大疾病入手，就是为了切中影响国计民生的要害疾病，这就是这本漫画书所有的初心，故事虽小，意义却大，愿我们的分享能够帮助到你和你的家人，希望与你共筑防线，打败脑中风。

缪中荣

2016 年 9 月 21 日

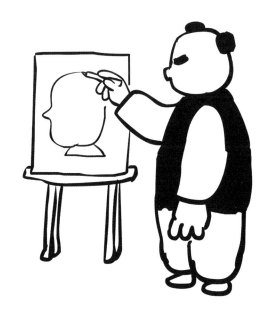

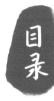

目录

第一章
预防中风，你我同行

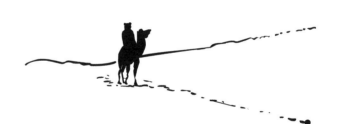

第二章
拯救大脑

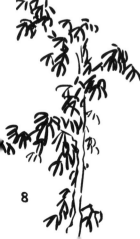

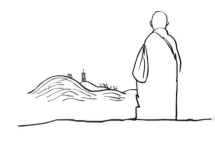

第三章
颈动脉狭窄

第四章
脑血管畸形

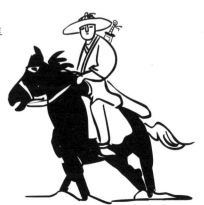

第五章
大脑静脉栓塞

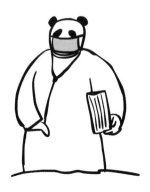

第六章
阿缪门诊

第七章
心情笔记

后记

扫一扫
听科普故事

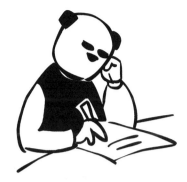

第一章

预防中风，你我同行

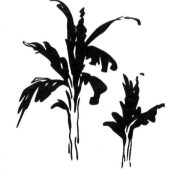

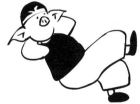

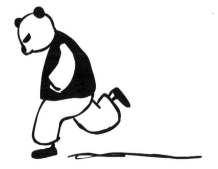

熊猫医生阿缪

暖医

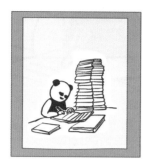

熊猫医生漫画

1

脑卒中俗称"中风"，
中国是中风大国。

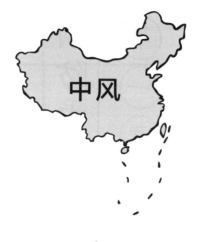

2

80%的脑中风可以预防，

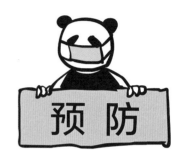

3

老百姓知晓率不到10%。

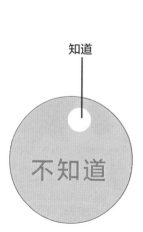

4

大多数人知道可以在
心脏放支架。

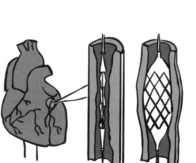

5

很少人知道在脑血管中其实
也能放支架。

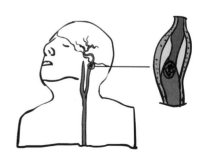

经离脑中风

熊猫医生科普日记

6

脑血栓发生后6小时之内，
血栓是可以取出来的。

6小时

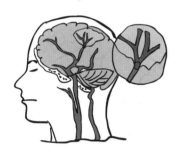

7

太少人知道这个先进技术。

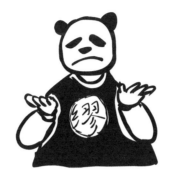

8

熊猫阿缪擅长在脑血管
放支架，

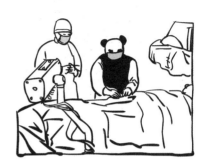

9

阿缪也擅长把血栓取出来。

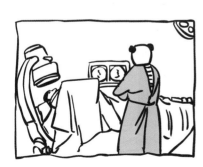

10

但他更喜欢做科普，
让更多的患者不要放支架，
不要脑中风。

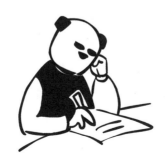

11

脑中风其实是可以预防的，

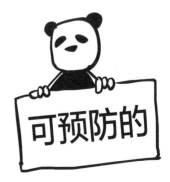

可预防的

第一章 预防中风，你我同行

3

/2

阿缪要告诉所有的人。

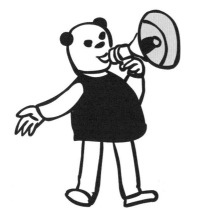

/3

有时，去治愈；
常常，去帮助；
总是，去安慰。

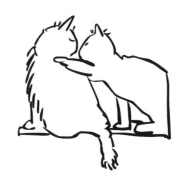

/4

医生的一个社会责任，
就是安慰。

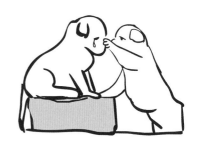

/5

安慰患者受伤的心灵。

不要怕!

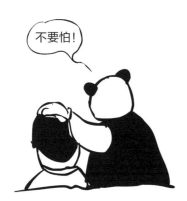

/6

做一名暖医，
让患者感到温暖。

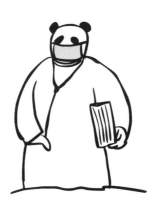

/7

阿缪喜欢拉面，

兰 州 拉 面

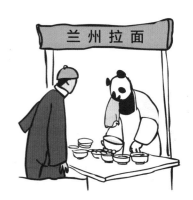

阿缪更喜欢做科普。

用科普去预防脑中风，

用科普去温暖患者的心。

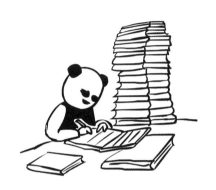

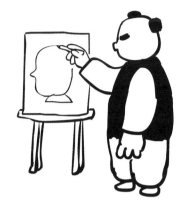

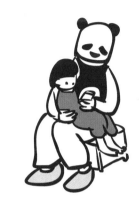

中风的姑娘抢救成功了，
我走在回家的路上
春天来了
树在发芽
草在开花
我慢慢走着
暖风吹着
我哼着小曲
一切是那么的美好

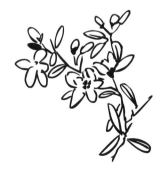

第一章 预防中风，你我同行

脑卒中

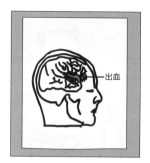

熊猫医生漫画

1

熊猫医生，
很多人留言，
要求继续科普脑卒中。

2

好的，
我们接着讲。

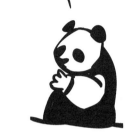

3

什么是脑卒中？

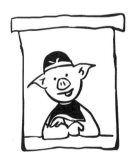

4

脑卒中，
老百姓叫脑中风，
是指由于供应脑组织血流的
血管发生问题，
导致脑组织的损伤甚至死亡。

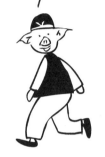

5

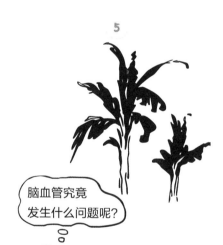

脑血管究竟
发生什么问题呢？

6

就像水管一样，
无非是堵了，
或者裂了。

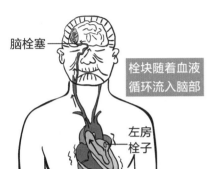

脑栓塞

栓块随着血液
循环流入脑部

左房
栓子

房颤

7

所以有
- 缺血性脑卒中
- 出血性脑卒中

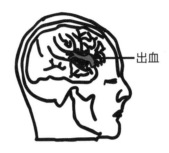

出血

8

那发生了脑卒中
会有什么后果呢?

这取决于损伤的程度。

9

有的人影响不大。

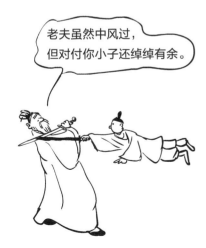

老夫虽然中风过，
但对付你小子还绰绰有余。

10

有的人不会说话了。

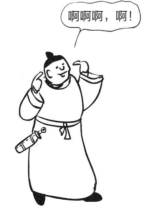

啊啊啊，啊!

11

有的人不会走路了。

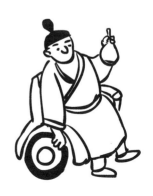

有的人瘫痪在床了。

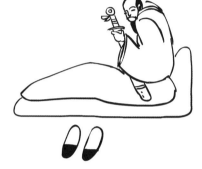

有的人死亡了。

死了？可惜。

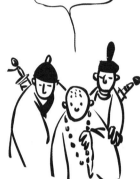

那如何知道发生了脑卒中呢？
我不是医生，
我又不懂。

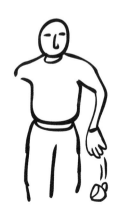

其实不难，
告诉你一个简单的方法，
就是记住一个单词FAST。
Face, Arm, Speech, Time的缩写。

记住FAST。

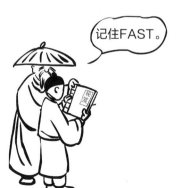

Face

嘴歪向一侧

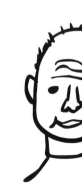

Arm

胳膊无力

远离脑中风

熊猫医生科普日记

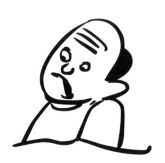

Speech

说话困难

Time

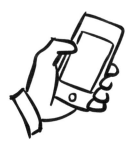

赶紧打电话叫救护车，
上医院。

时间就是生命，
你如果在医生赶到之前诊断它，
可以救人一命呢。

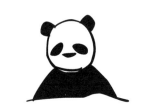

因为越早，
治疗效果越好。
所以一旦发现脑卒中，
赶紧打电话。

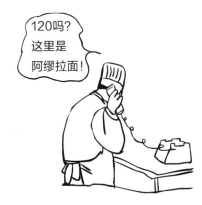

120吗?
这里是
阿缪拉面!

取栓的黄金治疗时间是:
4~6小时以内。

4~6 小时。

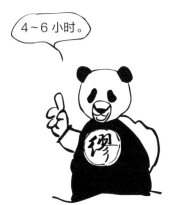

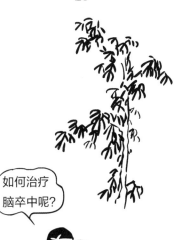

如何治疗
脑卒中呢?

第一章　预防中风，你我同行

24

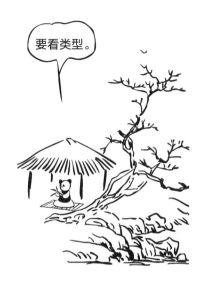

要看类型。

25

动脉堵塞引起的：
○ 4.5小时内可以静脉溶栓。
如果是大血管堵塞：
○ 可以动脉溶栓；
○ 可以使用支架取栓；
○ 或用特殊导管把血栓抽出来。
超过8小时抢救的机会越来越小。

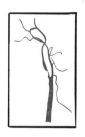

26

出血引起的卒中，
要停用增加出血的药物，
有的可行手术止血，
同时应用脑保护的药物。

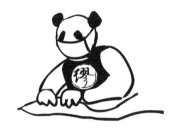

27

其实，
预防很重要，
等发生了严重后果，
神仙也无能为力了。

我也没办法了。

28

如何预防呢？

药物
+
生活方式

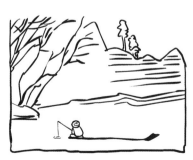

29

药物预防，包括这几类药物：
○ 控制血压的药物；
○ 降血脂药物；
○ 预防血栓形成的药物，如阿司匹林。

另外，还要控制基础疾病：
○ 糖尿病、房颤等。

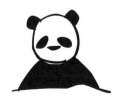

远离脑中风

熊猫医生科普日记

另外，
健康的生活方式很重要，
戒烟戒酒，
适当锻炼。

扫一扫看
熊猫医生动画
《中风，要早发现早预防》

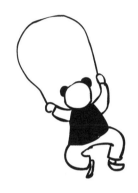

31

虽然是老生常谈，
但是很管用，
也不容易做到，
不断见到有人酒后因脑卒中而死亡。
唉，
科普，
要深入人心，
还任重而道远啊。

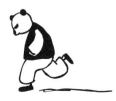

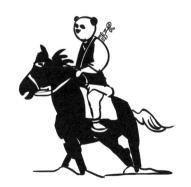

第一章　预防中风，你我同行

熊猫医生阿缪

脑血管病、脑中风、脑卒中，是一回事吗

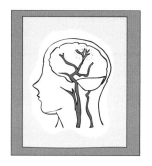

 熊猫医生漫画

1

阿缪，
脑血管病，脑中风，脑卒中，
是一回事吗？
我都搞糊涂了。

2

脑血管病不一定
会发生脑卒中

3

比如脑动脉瘤
是脑血管病，
但只要不出血，
就不会发生脑卒中。

4

而脑中风肯定是
脑血管病，
脑中风的学名叫
"脑卒中"。

5

脑卒中一般分为
脑梗死和脑出血两大类。

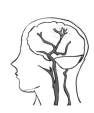 脑梗死

 脑出血

远离脑中风

熊猫医生科普日记

6

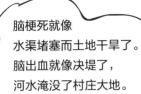

脑梗死就像
水渠堵塞而土地干旱了。
脑出血就像决堤了，
河水淹没了村庄大地。

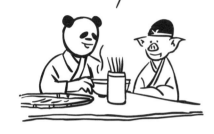

7

我明白了，
来，
休息一下，
赶紧吃阿缪拉面。

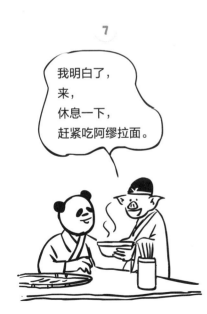

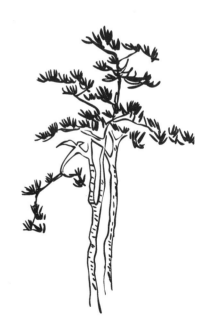

第一章 预防中风，你我同行

13

熊猫医生阿缪

被骗了，算我的

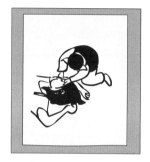

熊猫医生漫画

1

最近傻呆呆很郁闷，
骗子太多，
傻呆呆连续被骗。

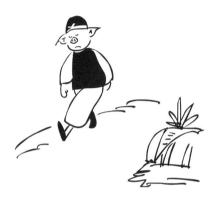

2

被冒充同学的人，
骗去100块钱充值。

我手机丢了，
千万别信，
那不是我发的短信。

已经充了。

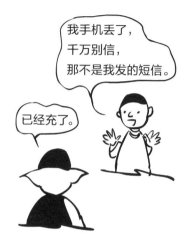

3

路边人假装昏迷，
在傻呆呆面前倒下。
幸好傻呆呆是医生。

起来吧，
别装了。

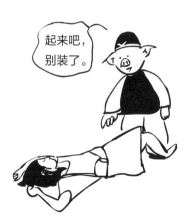

4

因为昏迷的人眼皮一扒就开了，
你的扒不开，
肯定是装的。

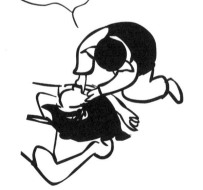

5

那个女孩儿起来走了。

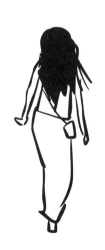

6

傻呆呆很郁闷，
为那个女孩郁闷：
怎么这么漂亮的年轻女孩
也会骗人？

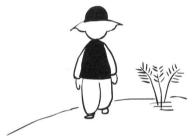

7

就像陈佩斯的小品：

> 没想到啊没想到，
> 你朱时茂，
> 这浓眉大眼的家伙，
> 也叛变革命了？！

8

我想不明白了，
我要去天坛西里阿缪拉面馆，
找阿缪聊聊。

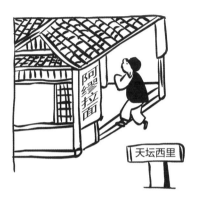

9

> 你说的情况我理解，
> 不过，
> 除了多留心，
> 要相信世上还是好人多。

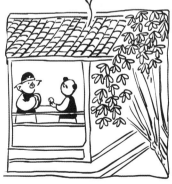

10

> 如果有人晕倒，
> 你还是要救她，
> 如果被骗了，
> 算我的。

11

> 好的，
> 熊猫大侠，
> 有您这样的带头大哥，
> 我就无所畏惧了。

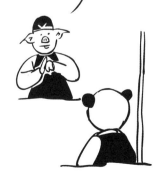

第一章　预防中风，你我同行

15

傻呆呆，
送你一首《假如生活欺骗了你》，
这是俄国诗人普希金被押送幽禁期间
创作的一首诗歌。
表述了一种积极乐观而坚强的
人生态度。

假如生活欺骗了你，
不要悲伤，
不要心急！
忧郁的日子里需要镇静。
相信吧，
快乐的日子将会来临！
心儿永远向往着未来；
现在却常是忧郁。
一切都是瞬息，
一切都将会过去；
而那过去了的，
就会成为亲切的怀恋。

对了，
八戒，
下次碰到漂亮女孩，
不要扒眼皮，
直接人工呼吸。

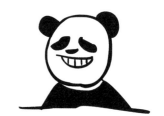

OK

预防脑中风

熊猫医生科普日记

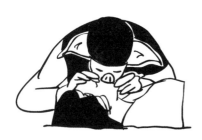

阿缪真会开玩笑 ^_^

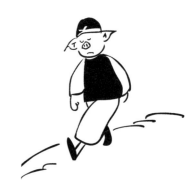

模特梅伊

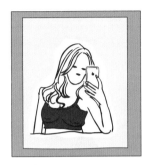

熊猫医生漫画

1

前段时间媒体报道，
美国一名曾为《花花公子》拍照，
被称为"Snapchat女王"的模特儿
突然中风。
在发病之前经常感到颈部疼痛，
治疗3天后去世，
最后确诊为颈动脉夹层。

2

为什么颈动脉夹层会导致
严重的脑中风？
什么是颈动脉夹层呢？

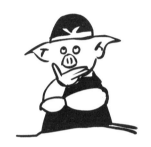

3

颈动脉是在颈部能够摸到
的大血管，
从心脏主动脉发出，
左右各一根，
向双侧大脑半球供血。

颈外动脉
颈内动脉
颈动脉

4

颈动脉直径平均1cm，
其血管管壁分为三层，
分别叫内膜、中膜和外膜。
一般情况下三层紧密连接不分开，
而颈动脉受到外力作用
或者有病变的情况下内膜会分开，
在内膜和中膜之间形成一个假腔。
假腔内由于血流缓慢，
很容易形成血栓，血栓顺血流进
入颅内，就会导致脑中风。

真腔
假腔

5

颈动脉夹层是怎样形成的呢？

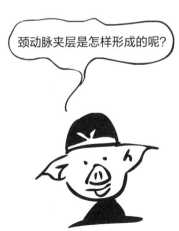

第一章 预防中风，你我同行

近期 Stroke 杂志
刊登了一份美国心脏协会/美国卒中
协会关于颈动脉夹层的科学声明，
提示颈动脉夹层可为自发性或创伤性，
而创伤的程度不但可为重度
（如车祸伤），

亦可为轻度
（如咳嗽、打喷嚏、举重物、练习
高尔夫、网球或瑜伽），
且外力越大
（如同时伴有大的胸部创伤、
严重的面部骨折、颅底骨折或
创伤性脑损伤），
则发病的风险越高。

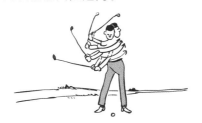

颈部过伸、旋转或侧倾，
多种体育活动，甩鞭样损伤，
牵伸和颈部突发性移动，剧烈呕吐
或咳嗽等小型创伤均可引起
颈动脉夹层，
颈动脉夹层是中青年脑卒中患者
重要的病因。

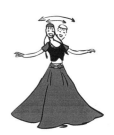

虽然只占全部缺血性脑卒中
患者的2%，
但在<45岁的患者中占
8%～25%。

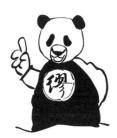

再看看梅伊的颈部，
迷人性感，
练出这样的美丽，
保养和锻炼必不可少，
而健身活动中甩头转颈的动作
应该是诱发颈动脉夹层的主要原因。

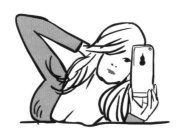

再看一个非常典型的病例：
这是一个31岁的年轻男性，
在发病前7个月突然出现右侧
头面部疼痛，
同时出现右侧颈部及右侧后
牙槽疼痛，
疼痛呈针刺样及波动性，
服用止痛药可以缓解。

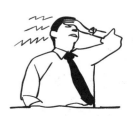

/2

自认为牙疼，
到口腔科就诊后拔除同侧智齿，
疼痛仍然不缓解，持续3个月后
到中医医院就诊，诊断为"颈椎病"，
给予牵引、按摩治疗。

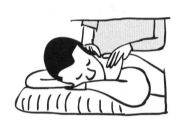

/3

颈部按摩时会诱发疼痛，
入院前6周在练哑铃时带动
颈部肌肉受牵拉，
再次出现右侧颈部不适，
后发现右侧颈部肿胀，
但未引起重视。

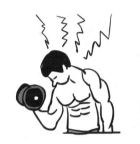

/4

在入院前6天抬头伸脖子时
再次诱发疼痛，
很快出现左侧肢体无力，
急诊到医院检查头部核磁发现
右侧大脑半球脑梗死。

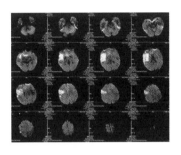

/5

颈部血管超声提示
右侧颈动脉夹层形成。
进一步CT检查发现颈动脉夹层
已经破裂，
在颈部形成一个大血肿，
如果不是颈部肌肉的包裹和
及时就诊发现，
会导致致命大出血
或者血肿压迫气管导致窒息。

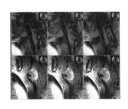

/6

血管造影证实为
颈动脉夹层，
并给予覆膜支架技术治疗，
修复夹层。

术前

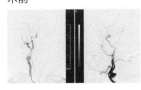

术后

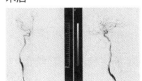

/7

回顾这个病例的整个发病过程，
就是因为健身练哑铃导致的
颈动脉夹层，
在几次误诊误治后
终于酿成脑中风。

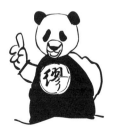

第一章 预防中风，你我同行

虽然最后得到正确治疗，
没有导致生命危险，
但是仍然令人深思！

注：阿缪总是边拉拉面，边讲故事。

除了常见车祸、按摩外，
少见的病例包括出租车司机和
大货司机经常转头；

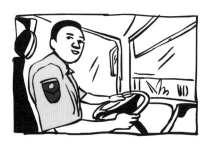

抖空竹的老人；
以及看过养生节目后，
用头画"米"字的中年男性。

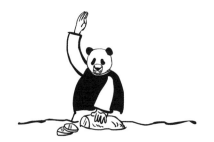

回想模特梅伊的不幸，
不由不令我们深思：
颈动脉其实很脆弱。

过度拉伸或者旋转以及按摩等，
都有可能导致颈动脉夹层，
在日常生活中应该
注意保护自己的颈动脉，
千万不要"玩坏"颈动脉。

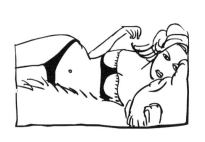

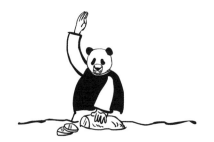

阿缪特色面：刀削面。

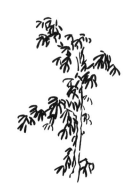

短暂性脑缺血发作

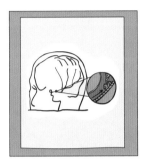

熊猫医生漫画

1

今天，咱们介绍一个临床上很常见的词，短暂性脑缺血发作，又叫小中风，英文为TIA。

2

TIA

Transient
Ischemic
Attack

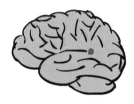

短暂性脑缺血发作

3

和缺血性卒中不同的是，
TIA是短暂的，
缺血后很快再通了。

 TIA   中风

动脉暂时堵塞   动脉完全堵塞

4

TIA为局灶性的缺血所引起的
短暂性神经功能障碍发作，
不伴急性梗死。
缺血性脑卒中定义为
中枢神经系统组织的梗死。

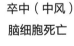

TIA   卒中（中风）
暂时功能丧失   脑细胞死亡

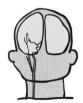 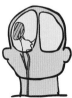

5

怎么知道一个人发生了TIA？

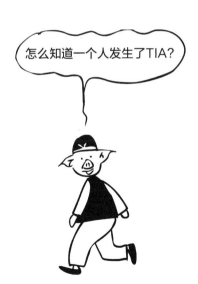

第一章　预防中风，你我同行

6

症状和中风是一样的，
还是只要想想FAST就行了。

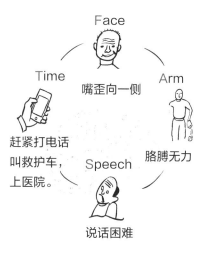

Face
嘴歪向一侧

Arm
胳膊无力

Speech
说话困难

Time
赶紧打电话
叫救护车，
上医院。

7

TIA虽然是一过性的，
但是发生过TIA，
发生卒中（中风）的几率就大很多，
所以要重视。

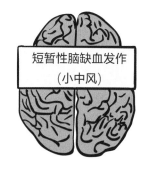

短暂性脑缺血发作
（小中风）

8

那怎么治疗TIA呢?

9

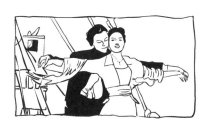

因为TIA是一过性的，
但是有可能是冰山一角，
一定要追查TIA的原因，
对症治疗，
否则会再现泰坦尼克沉没的悲剧。

10

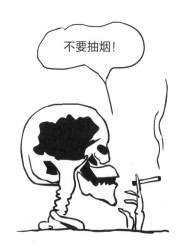

不要抽烟!

11

酒也要少喝。

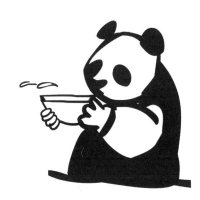

熊猫医生科普日记

22

扫一扫
听科普故事

第二章

拯救大脑

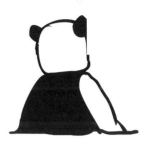

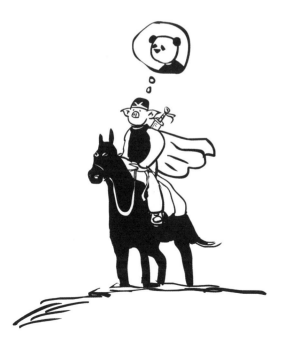

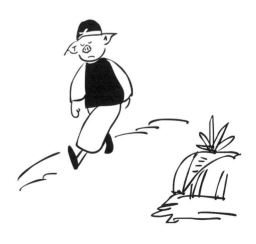

熊猫医生阿缪

我一定要救她

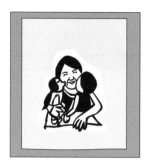

熊猫医生漫画

1

2014年的一天傍晚，
阿缪刚下班的时候，
救护车呼啸而来。

2

原来，
120送来一名昏迷女患者，
初步诊断急性脑梗死。

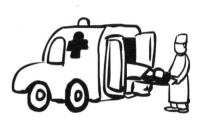

3

由于是120在路上发现的，
所以没有家属，
不能签字。
手术有很大风险，
要不要立即做，
大家在犹豫。

家属还没来？

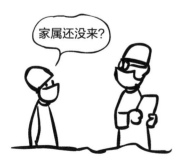

4

多年行医生涯给阿缪的感觉是：

不能拖！
时间就是生命，
得快！

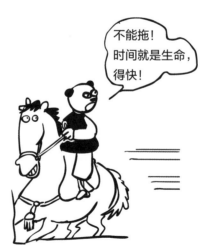

5

立即抢救：

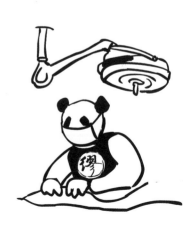

6

手术还算顺利，
血流通了，
患者醒过来了。

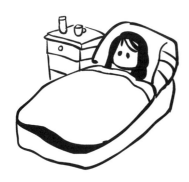

7

傻呆呆很钦佩阿缪的医术，
但是也担心万一救不回来，
家属找他麻烦。

你为什么要
冒风险救她呢？

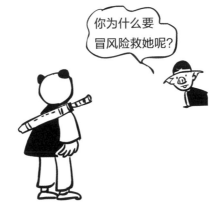

8

因为我看到她口袋里的照片，
她是两个孩子的妈妈。

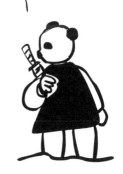

9

取出一个栓子，
挽救一个家庭，
我愿意冒这个风险。

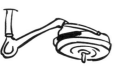

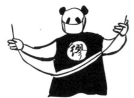

10

阿缪大夫告诉傻呆呆：

以后你路上见人晕倒，
也要救他，
如果你被讹了，
不要怕，
我出钱给你。

11

人一定要救，
被骗了算我的。

嗯！

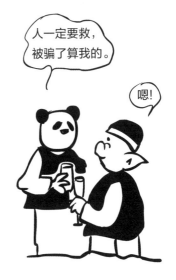

第二章 拯救大脑

12

阿缪的话深深地印在了
傻呆呆的脑海里，
在他犹豫的时候，
给予他力量。

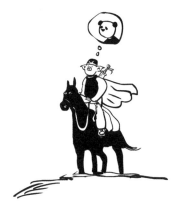

13

延伸科普：

大血管闭塞所致的脑梗死，
病情凶险，死亡率、致残率高。
传统治疗疗效极差，
现在可以通过一项全新的技术
——"急诊取栓"而获益，
即把堵在脑大血管里的血栓取出来。

14

取栓技术已经成为急性缺血性卒
中治疗的"金标准"。取栓技术
可以将卒中患者的救治时间窗，
从原来的4.5小时，延长到6小
时，但是这项革命性技术在全球
的推广才刚刚开始，绝大多数老
百姓还不知道这项新技术。

15

为进一步提升公众
对取栓技术的认知度，
提高卒中中心急诊取栓能力，
改善急性缺血性脑卒中患者预后，
中国卒中学会决定2016年度卒中
科普宣传主题为
"急性缺血性脑卒中取栓技术"

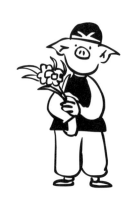

熊猫医生科普日记

26

熊猫医生阿缪

吴奶奶

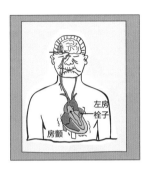

🐼 熊猫医生漫画

1

今天阿缪收到吴奶奶的微信，
说她要来复查。

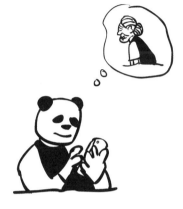

2

阿缪心情很激动，
那惊心动魄的一幕又浮现在眼前。

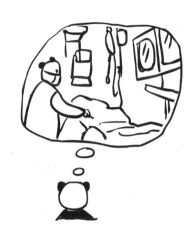

3

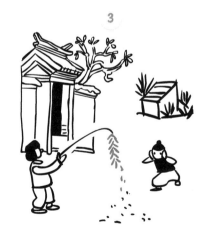

去年大年三十，
家家户户放鞭炮。

4

吴奶奶一家也很高兴，
女儿快要临产了，
她很快就会有外孙了。

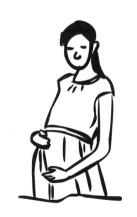

5

突然
吴奶奶瘫倒在地，不能说话了，
左边肢体完全失去知觉。

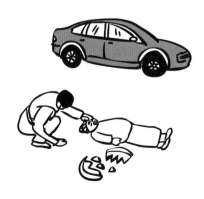

第二章 拯救大脑

27

老伴儿赶紧打急救电话，
把吴奶奶送到了最近的医院。

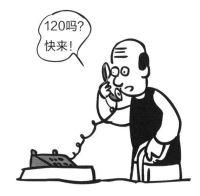

120吗?
快来!

初步检查后医生说，
这是房颤闹的事儿，
掉下来的栓子堵在
管语言中枢的脑血管里，
要赶紧去找阿缪取栓子，
否则就再也不能说话了。

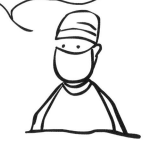

房颤也能引发脑血栓?

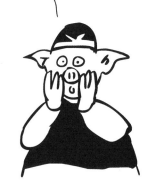

是的，
所有脑血管都是从心脏发出的，
房颤就是心脏不规律乱跳，
导致心脏内血栓形成。

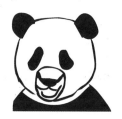

这些血栓会顺血流
漂到任何一支脑血管，
造成堵塞。

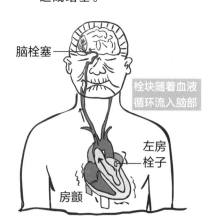

脑栓塞—

栓块随着血液
循环流入脑部

左房
栓子

房颤

房颤导致的脑中风达到
所有脑中风的40%，
吴奶奶从来没有服用过抗凝药，
而服用抗凝药是目前最有效预防
房颤导致脑中风的方法。

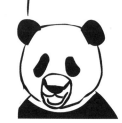

医说脑中风

熊猫医生科普日记

/2

阿缪看到吴奶奶的时候，
已经是春晚快要倒计时的时候。

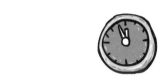

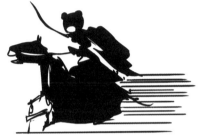

/3

距离发病快5个小时了，
距离脑中风抢救黄金6小时，
还剩1个小时。

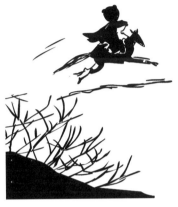
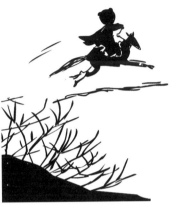

/4

吴奶奶这时完全不能说话，
已经偏瘫了。

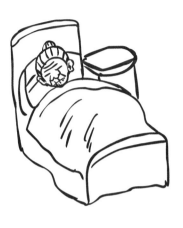

/5

阿缪谈了手术风险，
挺着大肚子的女儿还有老伴儿
非常理解，大家一致决定取出血栓。

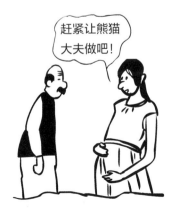

赶紧让熊猫
大夫做吧！

/6

但是阿缪内心非常沉重，
万一手术有一点闪失，
吴奶奶就可能见不到外孙了。

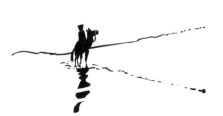

/7

这真是左右为难呀……

第二章　拯救大脑

好在手术很顺利，
栓子取出来，
吴奶奶在手术台上就能简单说话，
第三天就能够下床活动了。

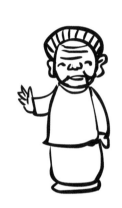

手术半年后吴奶奶还上了《养生堂》，
已经完全恢复语言功能，
她把自己的故事告诉了更多的人。

那房颤怎么办啊？

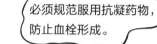

必须规范服用抗凝药物，
防止血栓形成。

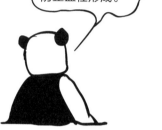

看着复查的吴奶奶语言流利，
拉着老伴儿的手一脸幸福，
阿缪由衷地高兴。

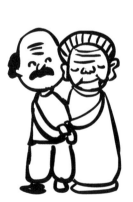

孙子怎么样了？

是外孙子，
很好啊，
快一岁了，
活泼可爱！

外孙子也是孙子啊。
现在吃抗凝药吗？

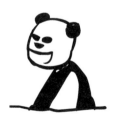

熊猫医生科普日记

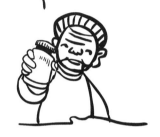

天天吃华法林，
每月监测一次指标，
都达标。

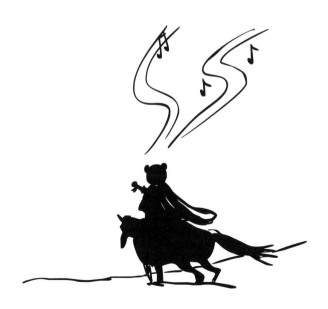

第二章 拯救大脑

樊胜美父亲的脑干出血了

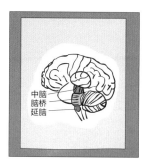

中脑
脑桥
延脑

 熊猫医生漫画

1

樊胜美是谁？
就是热播剧
《欢乐颂》女主角之一。

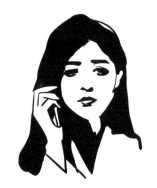

2

讲的是
从外地来上海打拼的五个女孩，
同住在一个名叫"欢乐颂"的
中档小区内。

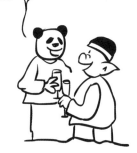

3

五个女孩性格迥异，
各自携带着来自工作、
爱情和家庭的困难与不如意，
因为邻居关系而相识相知。

4

和其他连续剧一样，
不免涉及一些医疗问题。

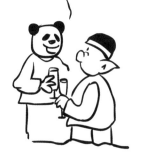

5

剧中有一段，
樊胜美的父亲
脑干出血需要手术。

脑干出血是
怎么回事？

6

脑干是生命中枢，
包括四个重要构造：
延脑、脑桥、中脑三个部分，
三者之间靠网状系统连接，
就像无数交错的信息化数据线。

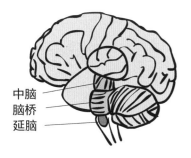

中脑
脑桥
延脑

7

脑干的主要功能是
控制意识、呼吸、循环
和消化等功能。

8

另外所有的大脑半球的
感觉运动的传导通路，
都要经过脑干。

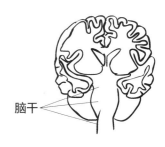

脑干

9

脑干出血的原因主要是
高血压脑出血，
其次脑干动静脉畸形，
脑干海绵状血管瘤以及
凝血功能障碍等，
都是脑干出血的原因。

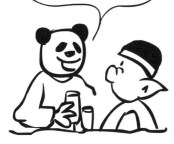

10

脑干出血病死率极高。
除了各种内科治疗外，
如果病情恶化，
出血量大于10毫升
或者血肿直径大于3厘米，
可以进行手术治疗：
清除血肿、小脑减压。

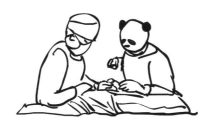

11

但是手术后，
绝大多数预后也很差。

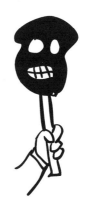

第二章　拯救大脑

脑干出血的治疗，
就是从死神手里夺回生命，
大多数情况死神胜利了。

嘿嘿！

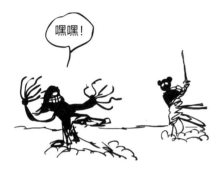

那怎么预防呢？

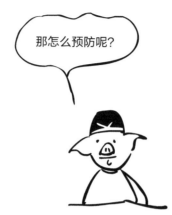

养成良好的生活
习惯，戒烟限酒，
控制高血压，
积极治疗原发病。

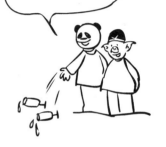

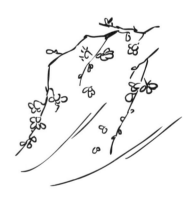

远离脑中风

熊猫医生科普日记

熊猫医生阿缪

吴老很郁闷

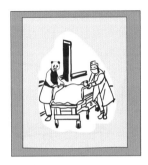

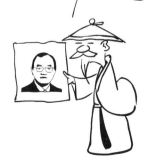熊猫医生漫画

1

阿缪在家休假，
突然接到急诊电话，
吴老的小舅子偏瘫失语，
正在抢救室。

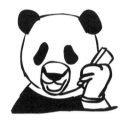

2

吴老何许人也？

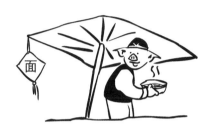

3

吴老乃中国神经介入奠基人之一，
著名脑血管病专家吴中学教授是也，
德高望重，
弟子满天下，
阿缪也是晚辈了。

这是我年轻时的样子。

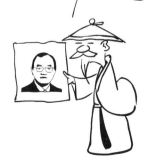

4

阿缪放下电话直奔医院。

5

在急诊室看到
病人已经完全失语，
非常烦躁。

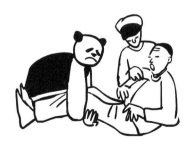

第二章 拯救大脑

35

前两年已经有过两次左侧肢体偏瘫，都很快恢复了，没有在意，因为家住大连，也怕给吴老添麻烦没有告诉他，这次怎么就不会说话了呢？

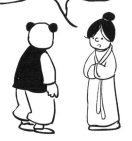

阿缪仔细看了检查结果，发现右侧大脑半球的一支血管已经堵塞了，这应该是前两次发作的责任血管，这次左侧大脑半球有新梗死，推测供应左侧大脑半球的血管也出了问题。

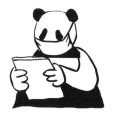

前两天还和我聊天呢，他这两天高兴，在北京旅游呢，没看出来有问题，就知道他有高血压、糖尿病多年，平时喜欢喝点小酒。

阿缪问家属：

前两次脑梗后检查脑血管了吗？

没有，就在医院打了几天滴流。

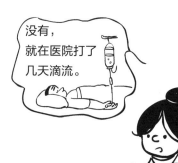

出院后有服用抗血小板药物和他汀类药物吗？

也没有，只有治疗糖尿病的药。

发现有脑梗后应该怎么办啊？

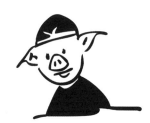

远离脑中风

熊猫医生科普日记

12

控制危险因素：戒烟限酒，控制三高（高血压，糖尿病，高血脂）；彻底检查脑血管，看看究竟有没有二次复发的风险，及时治疗；规律服用抗血小板药和他汀类药物。

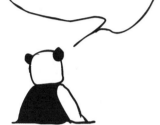

13

家属有点犹豫，不知所措。

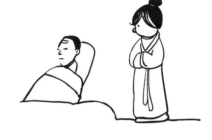

14

吴老拍板：

交给阿缪就放心了！

好的。

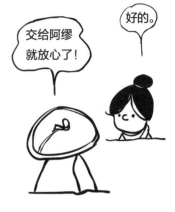

15

病人立即进入绿色通道，马上进入导管室。

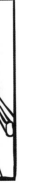

16

检查发现，这次发病的左侧颈动脉极重度狭窄，而他右侧颈动脉一支主干早就闭塞了，代偿很差。

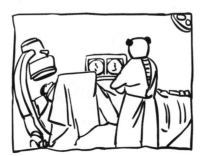

17

距离发病已经4个多小时了，必须手术，再拖几小时很快就堵了。

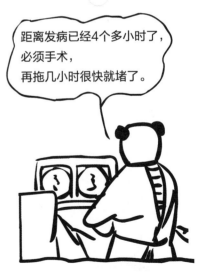

第二章　拯救大脑

而且错过黄金抢救6小时，
后果不堪设想，
会导致大面积脑梗死，
危及生命。

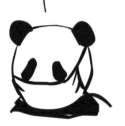

阿缪立即放了支架，
病人在手术台上就能说一些话了。

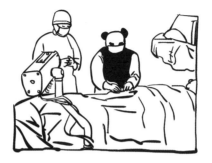

吴老心情很激动，
拍着阿缪肩膀说：

科普继续做下去，
我支持你！

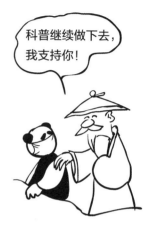

连我的小舅子竟然都不知道
脑中风的预防和治疗，
早知道也不会导致
三次发生脑中风！

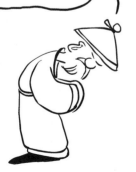

得到吴老的鼓励，
阿缪很高兴，
一定要把科普做下去。

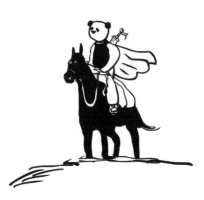

回家的路上，
情不自禁哼起那首熟悉的旋律：

沧海 一声 笑，
滔滔 两岸 潮……

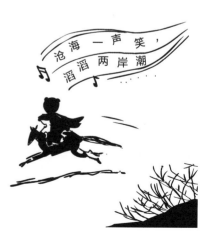

恼人脑中风

熊猫医生科普日记

熊猫医生阿缪

第一个看漫画把
自己救了的人

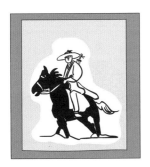

 熊猫医生漫画

1

曹掌门最近很忙，
终日奔波于各大名山。

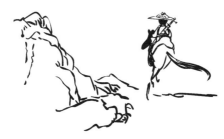

2

华山论剑，
嵩山参禅。

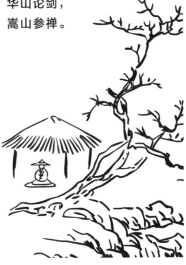

3

昨日去阅江楼，
接待一位远道而来的朋友，
突然感觉
右上肢一阵阵发麻。

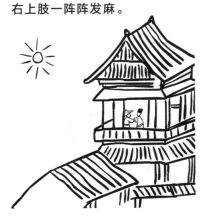

4

曹掌门怀疑
是不是姿势不对造成的，
于是动了动身子，
发现右下肢也开始麻木，
马上摸摸鼻子，
发现右半个脸都麻木了。

5

曹掌门突然想起阿缪科普漫画，
是不是脑中风了？

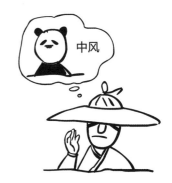

中风

马上呼叫阿缪：

阿缪，
我是不是脑中风了？

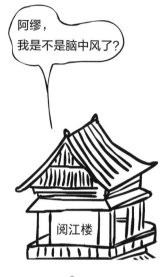

阿缪一听描述，
立即告诉曹掌门：

马上去医院！

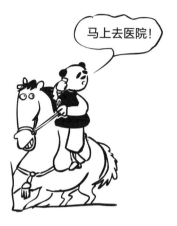

一小时后曹掌门来到医院，
磁共振检查发现左侧丘脑梗死。

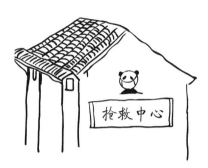

9

什么是丘脑梗死？

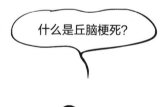

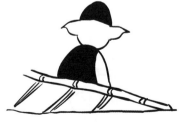

10

大脑半球可以根据
各自发挥的功能不同，
分为很多个核团，
就像野战军司令部内分为
参谋部、通讯部、网络攻击部等。

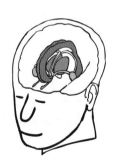

11

丘脑是大脑半球的一个重要核团，
位于大脑半球的深部。
是大脑半球重要的
感觉运动神经传导通路。

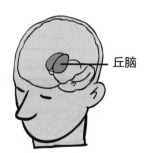

丘脑

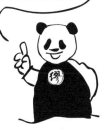

12

丘脑梗死时可以出现
病变的对侧偏身感觉障碍，
对侧偏身自发性疼痛，
对侧偏身感觉过敏，
或者感觉过度，
对侧面部表情运动障碍，
对侧偏身不自主运动等。

13

曹掌门左侧丘脑小梗死
导致右侧肢体及右半个面部麻木，
并且右侧肢体无力。

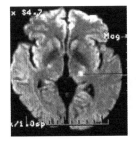

丘脑梗死

14

啥叫感觉过敏或感觉过度啊？

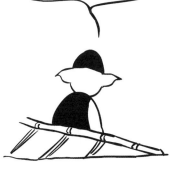

15

就是患者对轻微刺激反应过度，
就像给曹掌门检查时候，
用针头轻扎左侧半身不会感到疼痛，
但是用同样的强度扎右半身
患者却疼痛难忍。

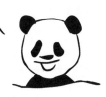

16

啥叫偏身疼痛啊？

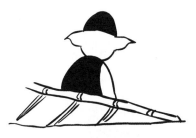

17

丘脑梗死后偏身疼痛
属于中枢性疼痛，
又称为丘脑疼痛综合征，
表现为不可名状的疼痛，
性质顽固，常伴有麻木、
蚁走、烧灼、紧缩等异常感觉。

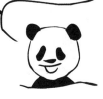

曾经有一个开封府的患者告诉我：

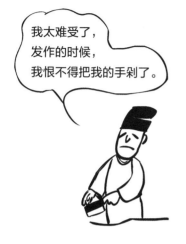

我太难受了，
发作的时候，
我恨不得把我的手剁了。

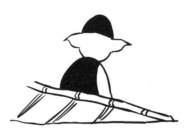

赶紧取栓啊！

经过检查，
曹掌门属于供应丘脑的
一个小血管堵塞了，
大血管都正常，
所以不需要取栓。

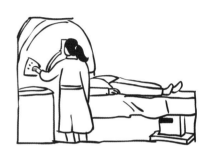

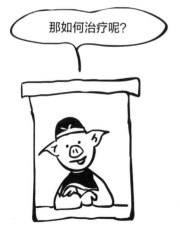

那如何治疗呢？

首先查找梗死原因，
曹掌门没有高血压，
没有糖尿病，
也没有房颤，
就是血脂高。

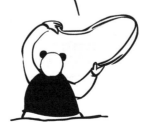

然后根据病因，
控制危险因素，
避免过度疲劳，
强化药物治疗。

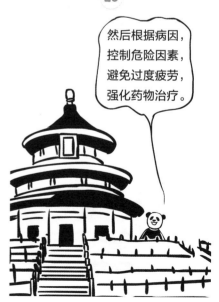

远离脑中风

熊猫医生科普日记

24

但是，
有一部分患者丘脑梗死后
感觉异常，
如偏身麻木、疼痛，
很难恢复，
目前还没有非常好的办法治疗。

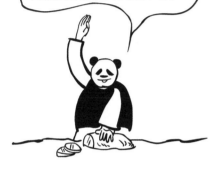

25

曹掌门因为看阿缪漫画，
想到了中风，
及时得到了治疗，
是第一个因为看漫画，
把自己救了的人。

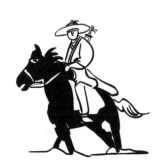

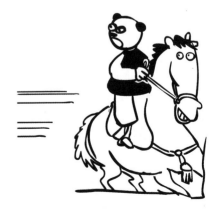

第二章　拯救大脑

熊猫医生阿缪

脑中风，
不只是老年病

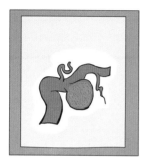

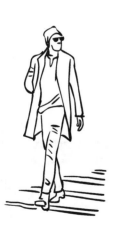

熊猫医生漫画

1

润润今天很郁闷，
到阿缪面馆来帮忙，
也是为了打探晓明的病情，
因为晓明脑出血了。

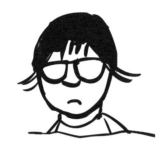

2

晓明是一个
帅气的大二学生，
才华横溢，
被公认为本校"校草"。

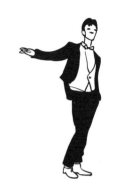

3

女粉丝多多，
走到哪里回头率都很高。

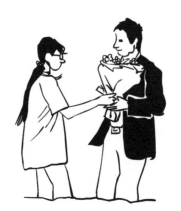

4

润润是铁粉。

5

他下午踢足球时突然人事不省，
四肢抽搐。

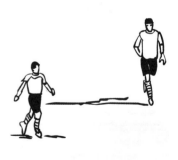

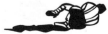

远离脑中风

熊猫医生科普日记

围观的女粉丝们尖叫，
吓傻了。

有人赶紧拨打急救电话呼叫阿缪，
直接进入阿缪面馆绿色通道。

CT检查发现脑出血，
出血原因是颅内动脉瘤。

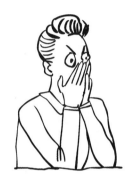

阿缪，
阿缪……

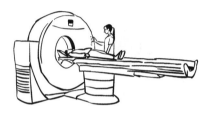

进一步检查，
发现晓明有心房黏液瘤，
也就是心脏的一种肿瘤。

这么年轻
为什么会有脑动脉瘤啊？

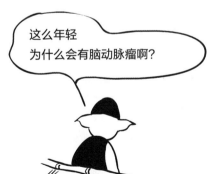

黏液瘤

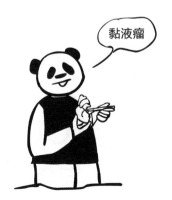

其实青年人卒中发病率也很高，
而且我国中青年发病率逐年
居高不下。

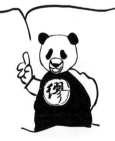

第二章 拯救大脑

我以为脑中风只是老年病呢！

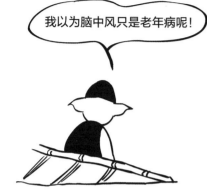

年轻人为什么会得脑中风呢？

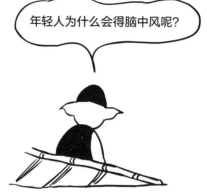

导致中青年脑中风的原因很多，不良生活习惯如吸烟、喝酒、劳累、应酬多以及三高（高血压、高血脂、高血糖）导致的动脉粥样硬化，

烟雾病，脑血管畸形，脑动脉瘤，脑静脉血栓，颈动脉夹层，心脏疾病如细菌性心内膜炎、心房黏液瘤、先心病等，都可以导致青年人脑中风。

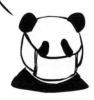

阿缪叔叔，晓明怎么办啊？他能挺过来吗？

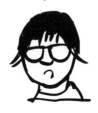

告诉你好消息，晓明已经接受了颅内动脉瘤介入治疗，等脑出血吸收后，再做心脏手术取出肿瘤，就可以避免他以后复发了。

远离脑中风

熊猫医生科普日记

这是颅内动脉瘤介入栓塞手术，
从大腿根部股动脉进导管，
通过主动脉、颈动脉进入颅内，
把动脉瘤栓塞掉，
防止破裂出血。

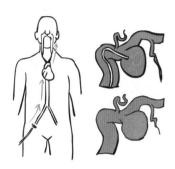

/9

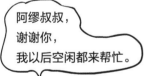

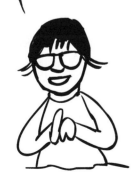

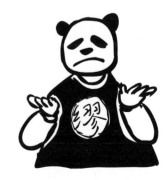

第二章　拯救大脑

熊猫医生阿缪

蔡师姐

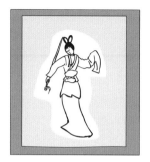

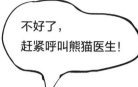
熊猫医生漫画

1

深夜的北京城，
四周一片沉寂，
安静极了。

2

突然，有人尖叫：

不好了，
赶紧呼叫熊猫医生！

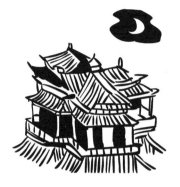

3

尖叫声和犬吠声，
夹杂着女人的哭声，
在深夜的北京城响起，
给人极度的不安。

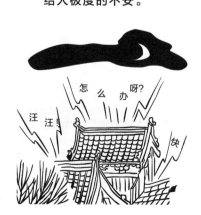

怎么办呀？
汪汪！
快

4

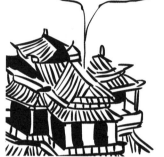

原来是京城北边的王大爷家出事了。

5

半夜2:30，
王大爷在睡眠中
突发烦躁不安、
抽搐、不能言语。

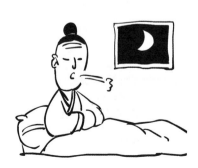

6

王大爷70多岁，
有房颤，
心脏换过瓣。
家属紧急呼叫阿缪。

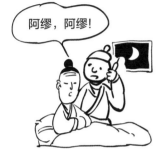

阿缪，阿缪！

7

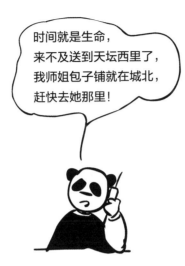

时间就是生命，
来不及送到天坛西里了，
我师姐包子铺就在城北，
赶快去她那里！

8

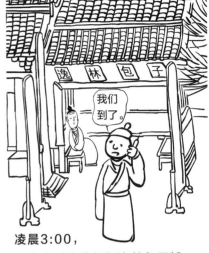

我们到了。

凌晨3:00，
王大爷到达蔡师姐逸林包子铺。

9

师姐一看：

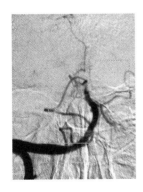

血管堵了

10

紧皱眉头，
思索片刻。

王大爷病情凶险，
我亲自出山！

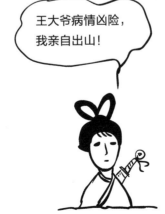

11

3:29，
头CT检查，
未见出血。

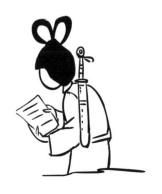

第二章 拯救大脑

12

4:05，
做完评估。

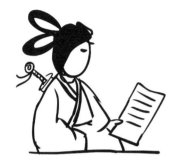

13

4:06，
开始静脉溶栓，
症状有好转。

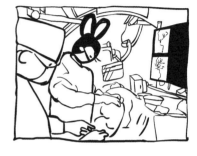

14

4:30，
开始取栓。

15

5:46，
颅内动脉
取栓成功，
血管再通！

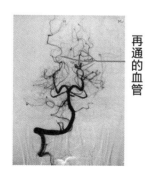

再通的血管

16

共4小时16分钟（256分钟），
血管完美开通！

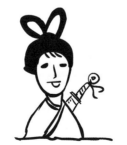

17

患者完全恢复正常！
真是：一个栓子，
一个人的生命，
一个家庭！

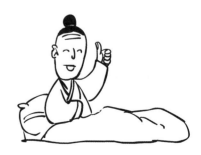

18

时间就是大脑，
时间就是生命！
蔡师姐跟死神赛跑，
在鬼门关前把王大爷
救了回来。

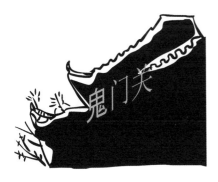

19

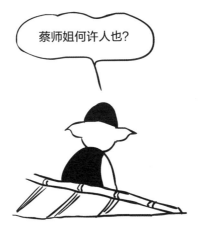

蔡师姐何许人也？

20

蔡师姐和阿缪师出同门，
在脑血管介入方面功力深厚，
而且在法国深造两年，
深得国际大腕Moret真传。

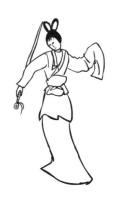

21

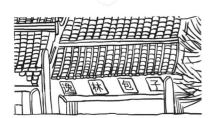

在城北开一包子铺，边卖包子，
边给人看病。阿缪面馆是
受到包子铺影响才开的，
相互之间经常切磋厨艺。

22

多谢蔡师姐！
救人一命，
胜造七级浮屠。

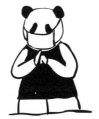

23

王大爷得的是什么病？
遇到这种情况怎么处理？
先溶栓，
还是直接上支架？

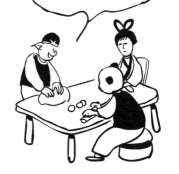

是基底动脉闭塞，
如果不及时打通，
80%以上会致残或死亡。

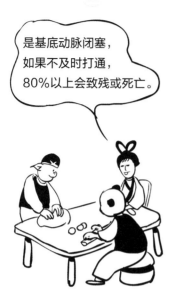

4.5小时内能够到医院，
可以先静脉溶栓，
然后开始取栓，
这个过程是无缝连接治疗，
一点都不能拖延。

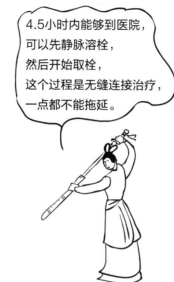

傻呆呆不由感叹：

牛啊，
我也想开包子铺！

比
蔡逸林包子铺
差远了！

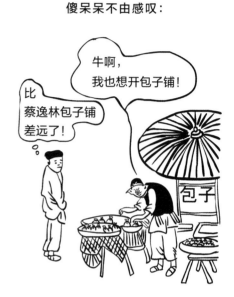

我明白，
文字的存在可以比人活得更久。

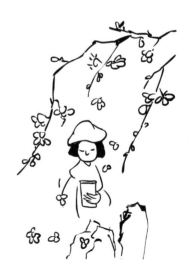

熊猫医生阿缪

常州加蟹
小笼包

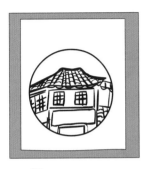

🐼 熊猫医生漫画

1

立夏后的草原，
让人心旷神怡，
每年立夏，
阿缪都会回家一趟，
骑马在草原上奔驰。

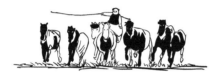

2

这一天，
江湖告急，
有人求助。

赶紧去彭记包子店，
找彭掌柜。

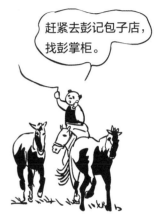

3

彭记包子店？
彭掌柜？
这是怎么回事呀？

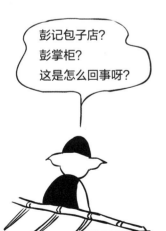

4

事情是这样的：
2016年3月3日，
清晨，北京开往上海T109次列车
正向常州站驶来，
愉快的旅途似乎就要顺利结束。

常州站

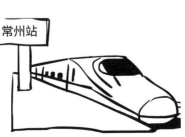

5

然而就在此刻，
列车长和同事发现随车乘警，
59岁的黄警官无法说话，
口角歪斜，
左侧手脚完全不能活动，
更让人担心的是，
他的神志逐渐不清了。

黄警官，醒醒！

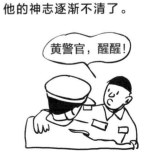

常州的加蟹小笼包子非常有名，
在双桂坊有好几家。

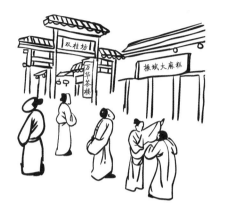

最有名的是彭记加蟹小笼包子店，
彭记始于清朝道光年间，
是一家百年老店。
如今的老板是彭掌柜，
彭掌柜不但包子做得好，
抢救中风也是高手。

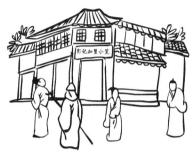

彭掌柜判断，
极有可能是非常严重的急性脑梗死。

急性脑梗死！

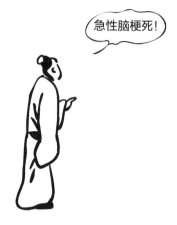

彭记加蟹小笼包子店
卒中绿色通道立即启动。

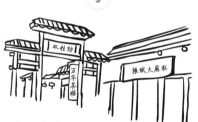

走这边！

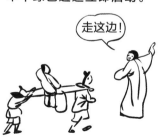

15分钟后的CT检查证实，
是极为严重的
右侧大脑中动脉-颈内动脉闭塞，
这意味着黄警官右侧大脑半球
没有了血供。

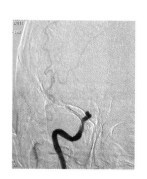

时间就是大脑，
就是生命，必须在最短的时间
内将血栓取出、开通血管，不
然黄警官就有生命危险。

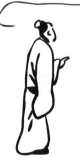

远离脑中风

熊猫医生科普日记

12

彭掌柜，
患者没有直系亲属签字，
没有银子，
怎么办？

救人要紧，
立即抢救。

13

常州彭记加蟹小笼包
皮薄馅大汁多，
讲究"宁可人等包，不可包等人"，
抢救生命，
讲究"时间就是生命"。

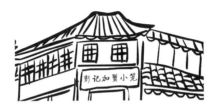

14

彭掌柜亲自出马，
幸运的是，
一切都很顺利。

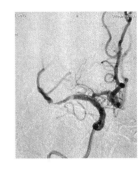

15

正是：
拉出一个栓子，
挽救一个生命。

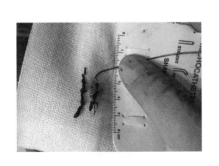

16

血管再通，
生命之树重新
展现。

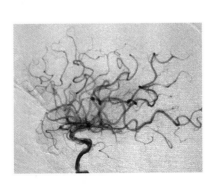

17

常州彭记加蟹小笼包子
店，好样的！

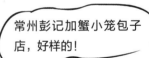

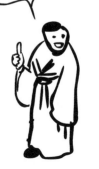

彭掌柜功力深厚，
佩服！
那如何判断
脑中风呢？

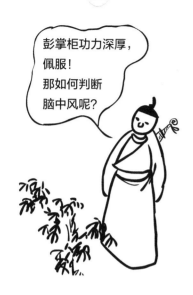

其实不难，
告诉你一个简单的方法，
就是记住一个单词FAST，
它是Face，Arm，Speech，
Time的缩写。

记住FAST

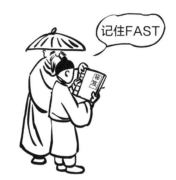

Face
嘴歪向一侧

Time
赶紧打电话
叫救护车，
上医院。

Arm
胳膊无力

Speech
说话困难

取栓的黄金治疗时间是：
4~6小时以内。

时间就是生命，
你如果在医生赶到之前诊断它，
可以救人一命呢。

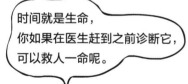
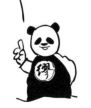

熊猫医生阿缪友情提示：
常州朋友抢救中风，
可去彭记加蟹小笼包子店。

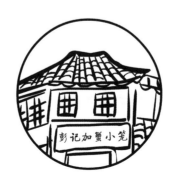

彭记加蟹小笼

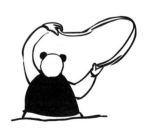

远离脑中风

熊猫医生科普日记

熊猫医生阿缪

美容也会脑中风？

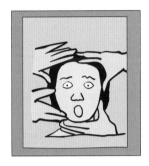

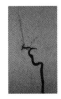 熊猫医生漫画

1

阿缪面馆今天气氛很沉重，
各路英雄陆续汇聚到这里，
讨论着一个非常沉重的话题。

2

什么话题啊？

取栓

3

取出一个栓子，
挽救一个生命，
应该感到高兴啊。

4

傻呆呆不急，
且听大家慢慢道来：

我昨天遇到一个19岁
的孩子，因为爱美，
在头面部注射自体
脂肪。

〔西安韩掌柜〕

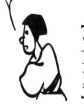

5

结果发生了颈动脉栓塞。

虽然血栓取出来了，
但是情况不容乐观，
生命危在旦夕。

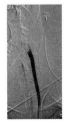
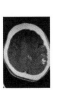

第二章 拯救大脑

57

什么是自体脂肪啊?

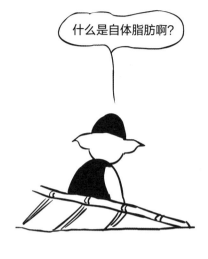

就是在自己的臀部
抽出的脂肪。

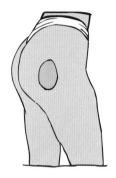

试了好几次,
和普通血栓不一样,
开通不了,
血栓抽不出来。

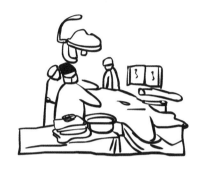

是不是超过6小时,
病人来得太晚了?

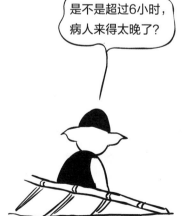

山东大明府的孙掌门:

我也遇到一个33岁的女士

【山东孙掌门】

美容致脂肪组织栓塞
左侧颈内动脉3小时,
意识障碍,
右侧肢体全瘫。

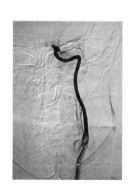

延髓脑中风

熊猫医生科普日记

12

来我府后急诊行支架取栓及抽栓。

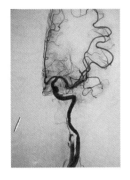

13

很幸运，
栓子取出来了，
挽救了年轻的生命。

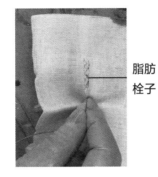

脂肪
栓子

14

太幸运了！
我们也遇到过1例。

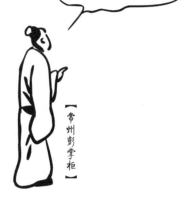

【常州彭掌柜】

15

面颊部注射自体脂肪，
造成大脑中动脉栓塞，
栓子取出来了，
但是从此残废了。

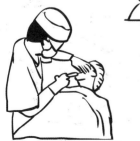

16

我们前一段遇到一例
注射美容后失明的，
23岁女孩。
太可惜了！

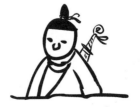

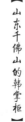

【山东千佛山的韩掌柜】

17

我去年碰到一例，
女，26岁，抽脂
面部美容，致同侧
颈内动脉闭塞，取栓
失败，最终患者
去世了。

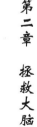

【福州林掌柜】

第二章　拯救大脑

18

另有两例发病超6小时，
外院转入的，
未取栓，
1死1重残，
都是年轻女性。

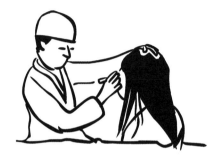

19

今年遇到一例，
隆鼻术后左眼失明，
伴右侧大脑中动脉
远端脑梗死，
肢体恢复还好，
左眼部分视野缺损。

【清华府苏掌门】

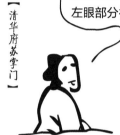

20

太可怕了，
为什么美容会导致
脑血管栓塞啊？

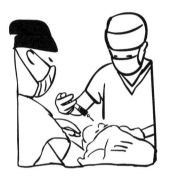

21

头面部血管非常丰富，
而且和颅内血管存在很多沟通，
医学上叫危险吻合。

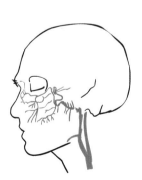

22

如果美容材料加压注射，
通过这些危险吻合，
逆行进入颅内血管，
就可能会导致脑血管栓塞。

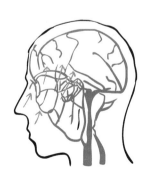

23

太可怕了，
美容需谨慎，
防止脑栓塞。

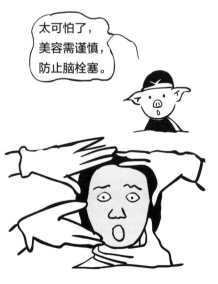

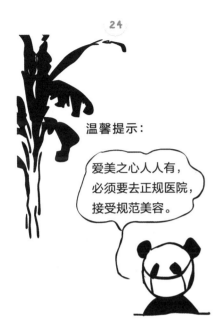

温馨提示:

爱美之心人人有,
必须要去正规医院,
接受规范美容。

扫一扫看
熊猫医生动画
《美容也会脑中风?》

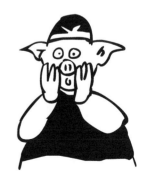

第二章 拯救大脑

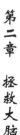

PAIPI

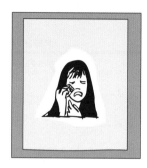

熊猫医生漫画

1

叮铃铃，
叮铃铃，
电话铃响个不停。

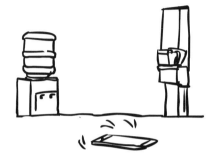

2

谁呀，
真讨厌!
真不是时候。

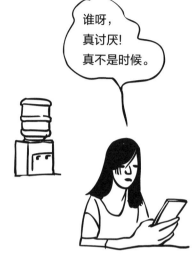

3

请问PAIPI
在吗?

我是PAIPI豆，
找我吗?

4

哦，
我不找PAIPI豆，
我找PAIPI，
阿缪面馆的
伙计PAIPI。

5

你打错了!
我是PIAPI豆，
我不知道什么
阿缪面馆，
更不是什么伙计。

6

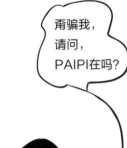

请问，PAIPI在吗?

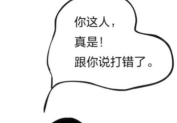

7

你这人，真是!跟你说打错了。

8

电话铃又响。

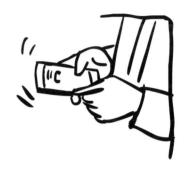

9

请问，PAIPI在吗?

神经病，跟你说你打错了。

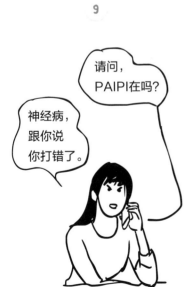

10

请问PAIPI在吗?

神经病，滚!

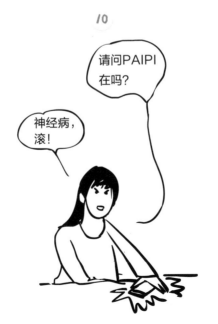

11

电话铃又响起来。

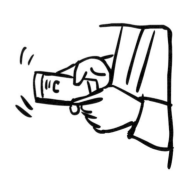

12

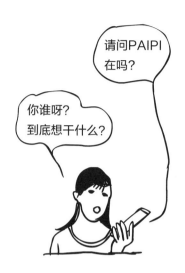

13

14

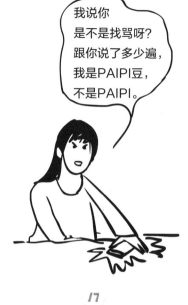

15

电话铃又响。

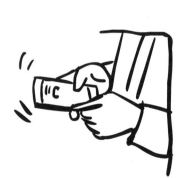

16

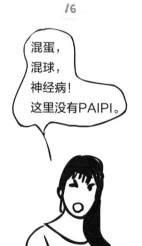

17

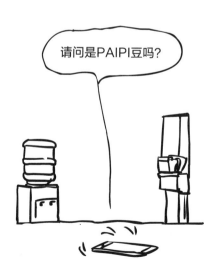

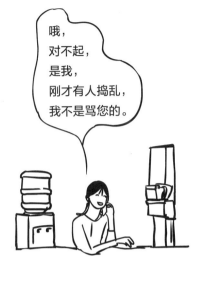

18

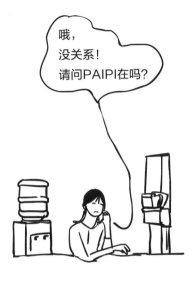

19

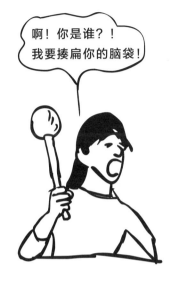

20

21

电话铃又响。

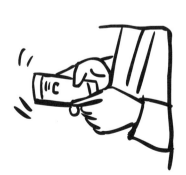

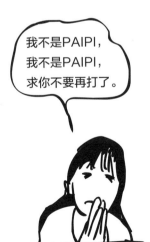

22

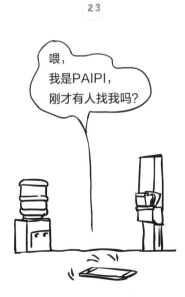

23

24

PAIPI豆气傻了。

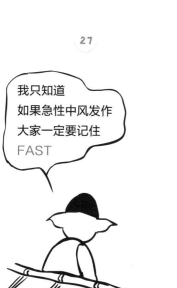

呜呜呜……
我不是PAIPI

25

到底谁是PAIPI呀?

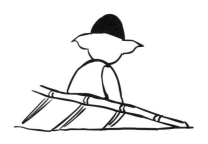

26

确实PAIPI不是PAIPI豆,
PAIPI是下面几个词的首字母。
Public education 公众教育
Ambulance 急救系统
Image 影像评估
Procedure 治疗方案
Intensive care unit 术后监护

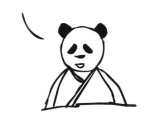

27

我只知道
如果急性中风发作
大家一定要记住
FAST

28

发病越早到医院,
取出血栓的机会越大,
但不是每一个患者
都能接受取栓,
医生要严格评估
哪些患者适合取栓。

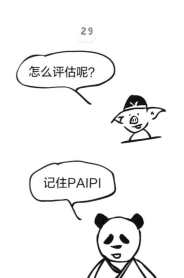

29

怎么评估呢?

记住PAIPI

30

每个神经介入科医生
取栓要牢记PAIPI，
掌握了PAIPI，
才能治病救人。

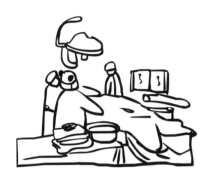

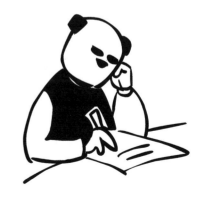

第二章　拯救大脑

我有一碗面，可以慰风尘。

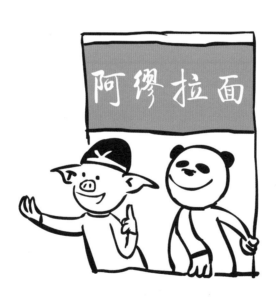

扫一扫
听科普故事

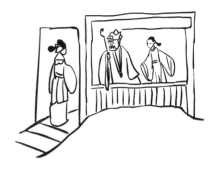

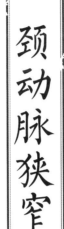

颈动脉狭窄

第三章

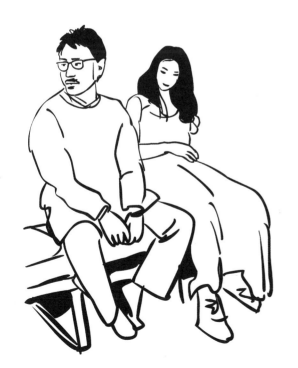

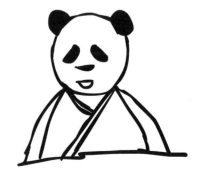

熊猫医生阿缪

她

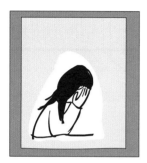

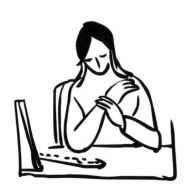熊猫医生漫画

1

她是一个年轻的妈妈，
有一个幸福的家庭。

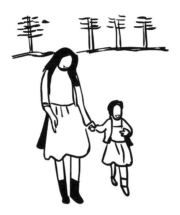

2

她在银行上班，
事业很顺利。

熊猫医生银行

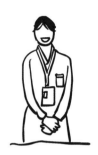

3

五年前，
她的胳膊开始出现一阵一阵
发麻、无力。

4

去医院检查，
发现有脑血管狭窄。
她惊呆了！
她才30多岁，
工作很优秀，
家庭很幸福。

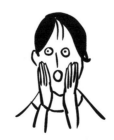

5

当地医生告诉她必须
放支架。

放支架！

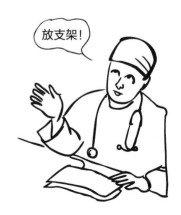

6

她不甘心，
她要去找熊猫医生。

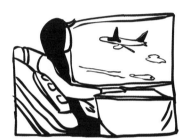

7

你不需要放支架，
放支架有标准，
不能乱放，
你的情况
适合规范吃药控制。

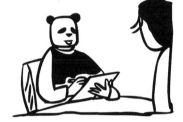

8

她放心回家了，
开始吃药。

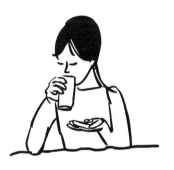

9

但是内心其实有点担忧。

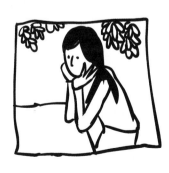

10

啥情况需要放支架?

脑血管狭窄很重，
而且没有其他血管救助，
药物治疗没有效果。

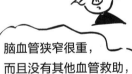
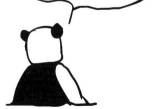

11

一年后复查，
当地医生还是告诉她：
"你不放支架非死即残。"
她又抑郁了。

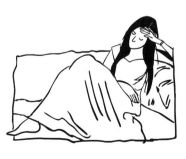

第三章　颈动脉狭窄

/2

再次找到熊猫医生。

/3

熊猫医生安慰她，
不要害怕。

/4

她抑郁好了一些，
但是内心依然忐忑。

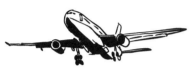

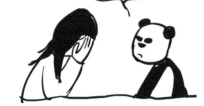

不要害怕，
会好的，
相信我。

/5

这样的日子持续了好长时间。

/6

转眼三年过去了，
她又有点不放心了，
再次找到熊猫医生，
得到同样的答复和安慰。

/7

走之前发了一个短信给熊猫医生，
"这三年，
我经常担心我会偏瘫。

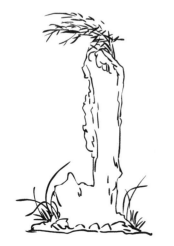

阿缪门诊

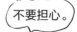
不要担心。

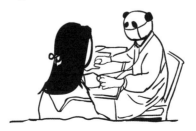

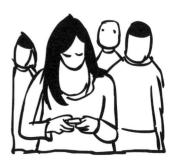

"就因为这个原因，
我失去很多机会，
我甚至想出家念佛，
我甚至放弃竞选行长的机会。"

"三年过去了，
我依然好好地活着，
谢谢你！"

现在，
五年过去了，
她依然活得好好的，
她成为了优秀员工，
第一时间把奖状分享给了
熊猫医生。

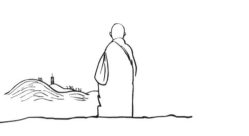

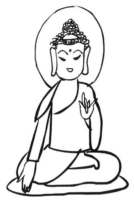

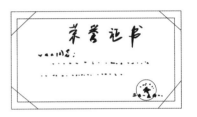

有时，去治愈；
常常，去帮助；
总是，去安慰。

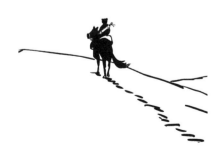

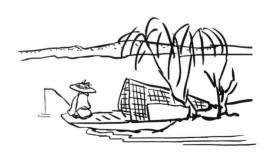

第三章 颈动脉狭窄

73

BBC 著名
主持人的教训

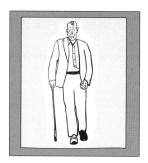

 熊猫医生漫画

1

Andrew Marr
是BBC的著名主持人。

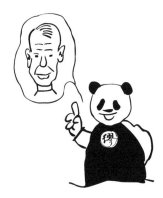

2

在经历了一次中风后,
首次出现在电视上时
说的第一句话是:

很庆幸能够活过来。

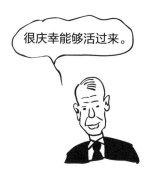

3

这都是我自己的错,
超负荷地工作,
加上相信报纸的宣传,
去做大量划船机健身,
使我得了中风。

4

原来,
2013年1月,
53岁的Marr病了,
得了中风。

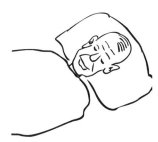

5

"都是我的错。"
Marr不断重复这句话。

坦白讲,
能活过来真是幸运。
之前我有过两次小中风,
只是我没有注意,
依然超负荷地工作。

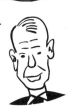

6

更糟糕的是，
我中了报纸的圈套，
报纸上说高强度高频次的
健身运动对健康有好处，
并极力鼓动大家去这样做。

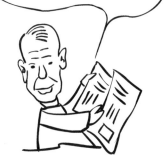

7

我就非常相信，
我马上去健身房
做划船机运动，
非常努力地去做。

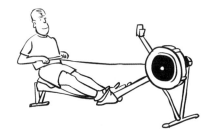

8

然后，
我有一种奇怪的感觉：
头痛，
像有光闪过。

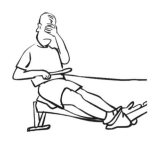

9

吃过饭，
我上床睡觉了，
第二天早上发现我躺在地板上，
不能动了。

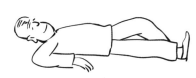

10

小心划船机，
至少小心太热心于划船机！
这是我要强调的，
一定要大家知道。

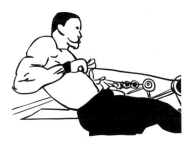

11

Marr说中
风没有损坏
他的语言功
能，但是，
他左边的肢
体不能自如
活动了。

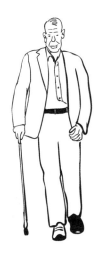

第三章 颈动脉狭窄

12

在这里，
熊猫医生阿缪友情提醒大家：

一定要记住Marr的教训，
不要超负荷工作，
不要超负荷健身，
不要中风。

13

Marr是幸运的，
不是每个人都是幸运的，
都能够活过来。

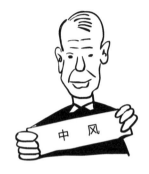

中风

14

小知识：
　　中风的类别和病因

类别：
缺血性中风
出血性中风

15

缺血性中风占80%，
是由于动脉被堵了，
血流的供应中断了。

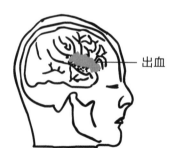

16

出血性中风是指
脑血管破裂导致出血，
从而引起一些症状。

出血

17

中风的主要病因：

1.动脉粥样硬化

2.脑出血

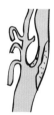

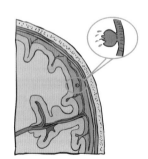

熊猫医生科普日记

3.房颤形成血凝块，顺着血流
堵塞在脑血管。

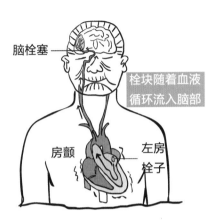

脑栓塞

栓块随着血液
循环流入脑部

房颤　左房
栓子

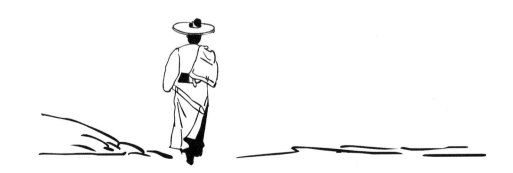

熊猫医生阿缪

张大爷

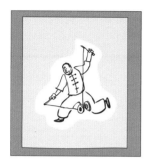

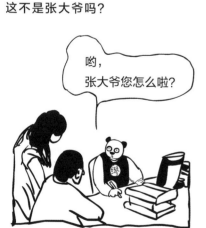 熊猫医生漫画

1

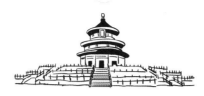

张大爷是抖空竹高手，
每天在天坛公园和一群
老哥们斗法。

2

阿缪每天上班路过，
都要驻足观看一会儿，
真羡慕啊！

好！

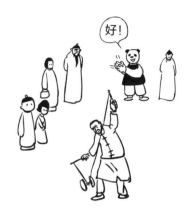

3

昨天有人突然找到熊猫大夫门诊，
阿缪一看，
这不是张大爷吗？

哟，
张大爷您怎么啦？

4

家属非常着急，
说他晕倒好几次，
脉搏都摸不到了。

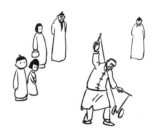

5

阿缪摸摸脉搏，
左侧确实摸不着，
右侧正常，
阿缪心里有数了。

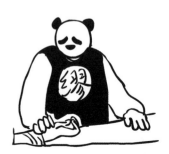

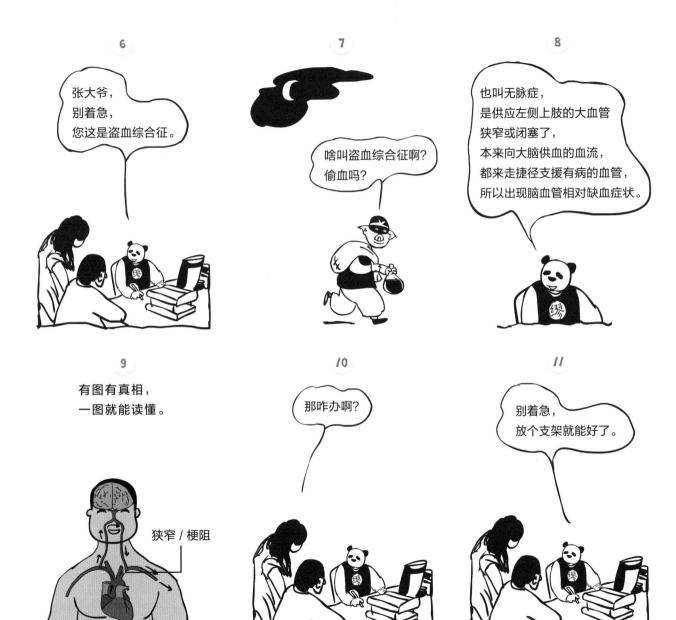

12

放了支架
还能抖空竹吗?

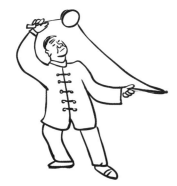

13

没问题。
^_^

14

很快,
阿缪给张大爷放了支架。

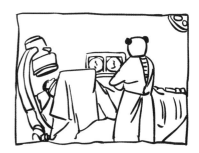

15

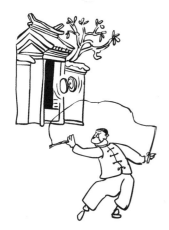

手术很顺利,
张大爷又生龙活虎了。

16

熊猫大夫,
水平就是高!
给你点个赞!

17

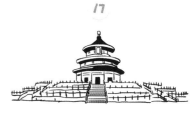

阿缪,
一起来,
空竹抖起来。

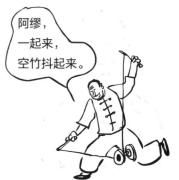

熊猫医生阿缪

他为啥不说话了

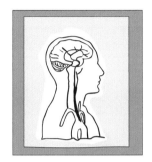

🐼 熊猫医生漫画

1

今天阿缪面馆喜气洋洋，
宾朋满座，
大家都在谈论着同一个话题，
赵大爷会说话了。

2

赵大爷是北京南城有名的侃爷，
踢毽子高手。

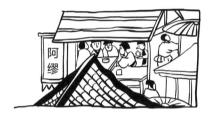

3

四五个人围成圈，
毽子飞来飞去，
你来我往，
传到赵大爷脚上总能踢出花样，
一个鹞子翻身，
惊呆周围看客。

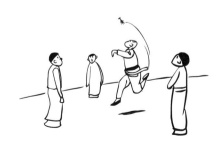

4

平时赵大爷很热心，
有点京城老炮儿感觉。

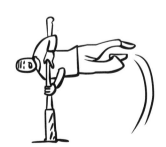

5

一年前赵大爷反应越来越迟钝，
毽子总是传不起来，
而且说话越来越少，
偶尔还出现口吃现象，
大家都没有当回事儿。

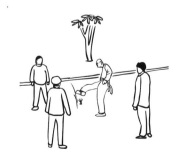

第三章 颈动脉狭窄

6

直到有一天右腿无力，
站不起来，
休息几分钟缓解了，
旁边观战的傻呆呆反应过来：

不会是
脑中风了吧？

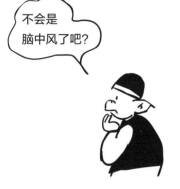

7

阿缪建议做个头部CT检查。

CT没有发现明显梗死病灶，
但是CTA检查发现
左侧大脑中动脉狭窄，
侧支循环很差。

8

大脑中动脉是什么血管？

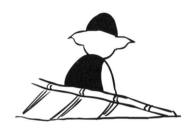

9

大脑中动脉
是颈动脉的一个重要分支，
供应大脑半球的血液，
大多数人
左侧大脑半球是优势半球，
也就是管的事儿多一点，
而且语言中枢也在左边。

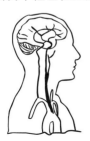

10

如果左侧大脑中动脉
狭窄导致缺血，
就会出现反应迟钝，
语言障碍以及右肢体瘫痪。

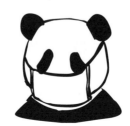

11

那什么是侧支循环呢？

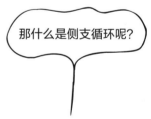

/2

就是脑血管相互之间是有沟通的，
就像北京地铁网一样，
如果有一条出事故了，
可以绕道而行。

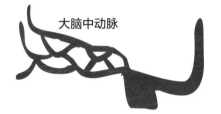

/3

但如果没有可供绕行的道路，
只好堵在半道了。

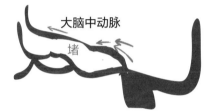

/4

每个人的侧支循环不一样，
侧支循环好的情况下，
不需要做支架，
药物治疗就可以。

/5

侧支循环差，
血管狭窄了就会发生脑缺血，
脑中风的风险大大增加，
就要考虑做支架了。

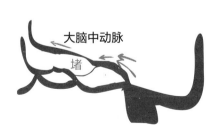

/6

赵大爷的侧支循环很差，
阿缪建议他接受支架手术。

放支架吧。

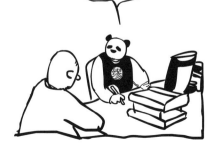

/7

赵大爷想不通，
我这不吃嘛嘛香嘛，
做什么支架，
听说做了支架几年还要换，
而且支架风险高，
万一手术失败，
我就踢不了毽子了！

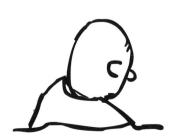

第三章　颈动脉狭窄

83

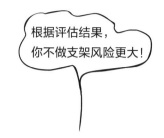

18

你开点药吧。

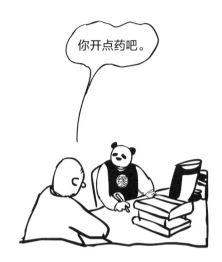

19

根据评估结果，
你不做支架风险更大！

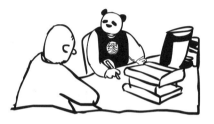

20

赵大爷仍然想不通，
阿缪给他开出最强的药物治疗方案，
叮嘱他：

如果有发作，
必须来面馆。

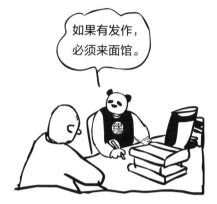

21

一年过去了，
赵大爷没有来复查，
一周前突然出现在阿缪门诊，
可是他已经不说话了，
反应淡漠。

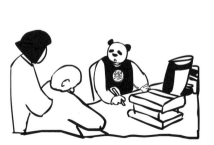

22

怎么成这样呢？
为什么不来定期复查？

23

其实回去以后经常发作，
但是总是抱有幻想会好，
情况越来越差了，
阿缪你救救他吧！

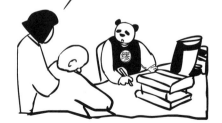

探秘脑中风

熊猫医生科普日记

今天上午，
阿缪给他做了支架，
手术后回到病房，
就开始和老伴交流了。

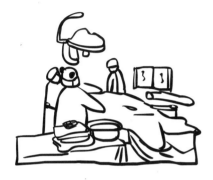

老伴儿直夸：

阿缪你救了他！

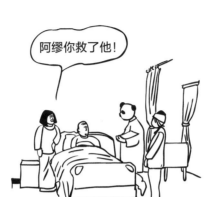

真的那么神奇？

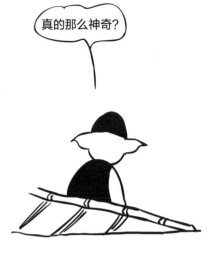

这就像久旱不雨的土地，
突降甘霖，
万物复苏。
狭窄的脑血管打开了，
供血恢复了，
脑细胞的功能也就恢复了。

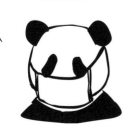

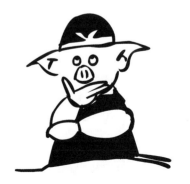

第三章 颈动脉狭窄

熊猫医生阿缪

一过性眼前发黑

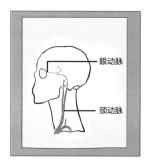

眼动脉
颈动脉

熊猫医生漫画

王大爷是一位古建筑专家，
北京城有几条胡同，
哪儿有必须保护的古建筑他门清。

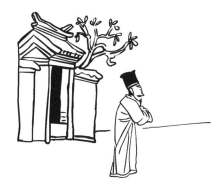

老先生也酷爱书法，
登门求字的人络绎不绝。

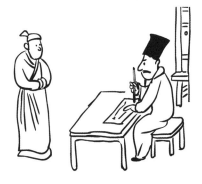

3

阿缪拉面也是王大爷的墨宝。

阿缪拉面

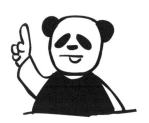

4

有一天，
他在写字时左眼一阵阵发黑，
自觉是不是天天写字
眼睛太疲劳了。

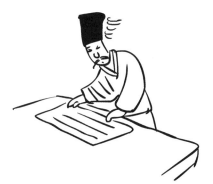

5

但是，
接下来几天频繁发作，
老伴儿说：

> 到医院瞧瞧吧，
> 是不是眼睛有问题了？

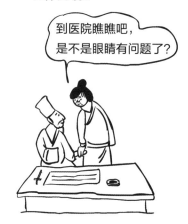

6

老两口到医院挂眼科，
医生经过详细检查，
认为眼睛本身没有大问题。

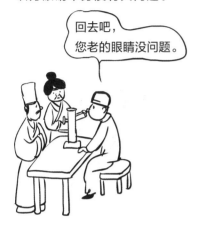

7

总算松口气了。

8

可是，
接下来的几天又开始频繁发作。

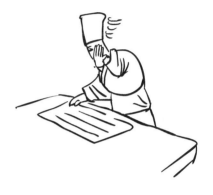

9

老伴儿突然想起，
之前看过阿缪电视，
眼前发黑莫非颈动脉有问题？

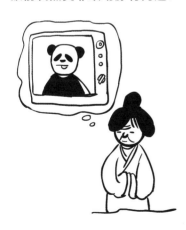

10

这一提醒王大爷着急了。

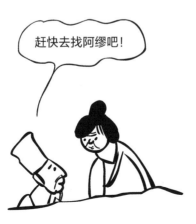

11

王大爷颈部血管超声检查
发现左侧颈动脉高度狭窄，
阿缪告诉王大爷：

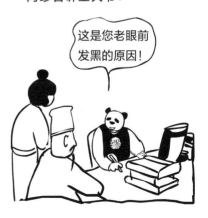

第三章 颈动脉狭窄

/2

颈动脉狭窄
怎么会导致眼前发黑呢？

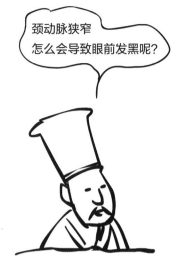

/3

颈动脉是向大脑半球供血的
重要大血管，
同时向眼底供血的眼动脉
也从颈动脉发出。

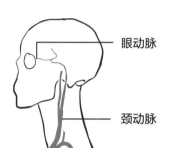

眼动脉

颈动脉

/4

如果颈动脉高度狭窄，
会导致眼动脉缺血发作，
眼动脉缺血发作的典型症状，
就是眼前发黑，
医学名词叫黑矇。

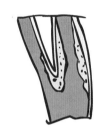

/5

我平常身体挺棒的，
很少去医院，
怎么就得了颈动脉狭窄呢？

/6

您抽烟喝酒吗？

抽烟，
30年了，
不喝酒。

/7

您血压怎么样？

高血压
也20多年了。

抽烟、高血压这些因素，
都可能导致颈动脉狭窄。

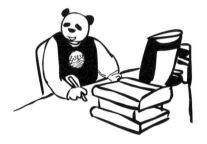

我是不是也该去
查查颈动脉啊？

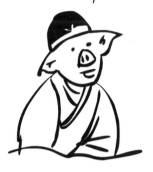

我有时候蹲的时间一长，
突然起身会出现眼前发黑。

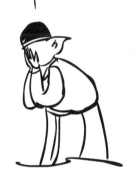

蹲久了马上站起来，
感觉头晕、眼前一黑、腿脚发麻，
这种症状在医学上叫做
直立性低血压。

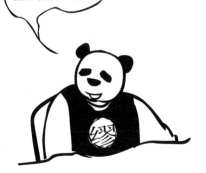

主要是由于人体长时间蹲着或坐着，
突然起来的时候，
全身血液迅速流向腰部、腿部，
导致大脑暂时性供血不足。

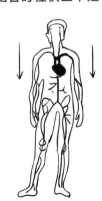

尤其是一些身体比较
虚弱的人群，
更加需要注意，
长时间蹲着或坐着，
不要猛地一下站起，
动作应该缓慢些。

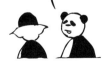

第三章　颈动脉狭窄

24

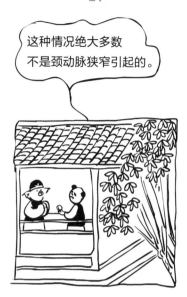

这种情况绝大多数不是颈动脉狭窄引起的。

25

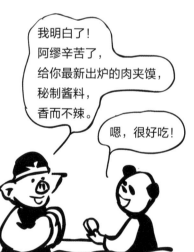

我明白了!
阿缪辛苦了,
给你最新出炉的肉夹馍,
秘制酱料,
香而不辣。

嗯,很好吃!

担心颈动脉狭窄怎么办

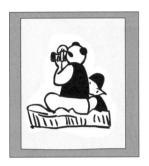

熊猫医生漫画

1

傻呆呆今天心事很重，
想去面馆找阿缪聊聊，
到了面馆，
发现挂牌关门。

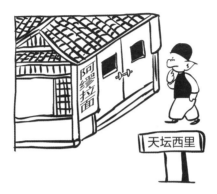

2

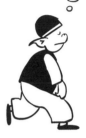

他去哪里了呢？

3

知道了，
最近春暖花开，
阿缪肯定去天坛公园摄影去了。

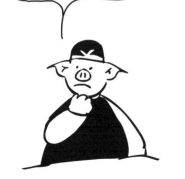

4

阿缪是天坛公园摄影家协会会员，
天坛公园一年四季的风景，
都可以在阿缪的朋友圈看到。
最近女同学还给他做了音乐相册
《四季天坛》，
简直美翻了。

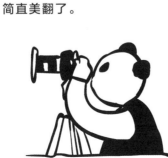

5

阿缪果然在公园摄影呢！

最近牡丹花开了，
非常漂亮，
赶紧拍摄一些。

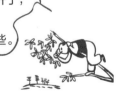

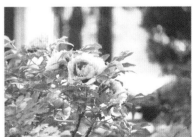

第三章 颈动脉狭窄

阿缪，
最近很多人看到
有关颈动脉狭窄的问题，
非常担心自己的颈动脉，
留言最多的是想知道怎样才能
早期发现颈动脉狭窄。

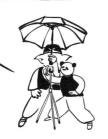

确实应该说说这个问题。

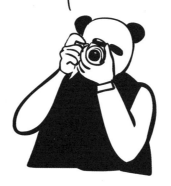

第一，有危险因素和不良生活习惯
的人群是颈动脉狭窄的高危人群。

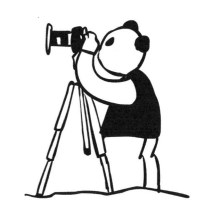

哪些是高危因素呢？

脑中风的高危因素，
也是颈动脉狭窄的高危因素。

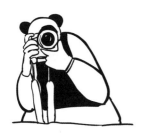

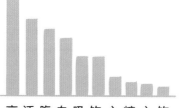

高血压 活动少 腹部肥胖 血脂异常 吸烟 饮食不健康 心脏原因 糖尿病 心理压力大 饮酒

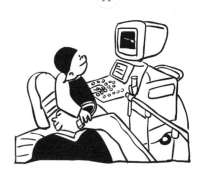

高危人群应该去医院
做一个脑血管检查，
最简单的无创检查
就是颈动脉超声。

/2

颈动脉超声能够发现：

- 颈动脉有没有斑块；
- 斑块有多大；
- 是稳定斑块还是不稳定斑块；
- 斑块是不是已经造成颈动脉狭窄。

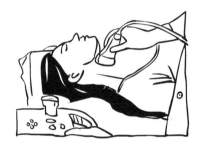

/3

颈动脉超声检查还可以发现一些不常见的颈动脉病变，如颈动脉夹层、大动脉炎、肌纤维发育不良等有可能导致颈动脉狭窄的病变。

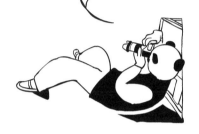

/4

第二，已经出现预警信号，如眼前发黑、肢体无力、说话不利索大舌头、反应迟钝、头晕等，就必须要去检查颈动脉。

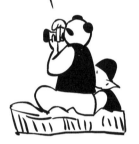

/5

第三，如果颈部血管超声发现高度狭窄或者有不稳定斑块，就要到阿缪门诊，评估是不是需要手术。

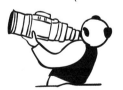

/6

这时候阿缪会建议：

做头颈部CTA，来评估整个脑血管的情况，看看有没有侧支循环。

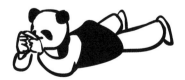

/7

做头部磁共振，看看是不是有其他一些问题，是不是已经有梗死。

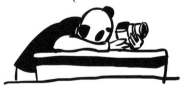

第三章 颈动脉狭窄

以及检查心脏情况，看是否需要手术。

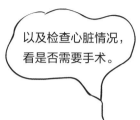

你的号不好挂，很多外地的朋友到北京也很困难，到哪个专科去看呢？

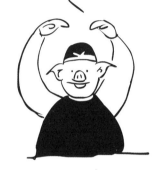

神经内科门诊，神经外科门诊，脑血管病门诊，介入科门诊，血管外科门诊都可以。

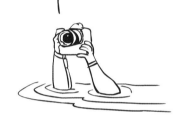

这下我明白了，哈哈，摄影挺好玩的，让我也来拍一个。

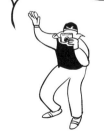

阿缪，笑一个！

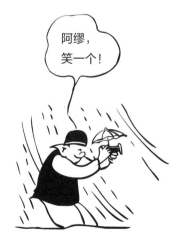

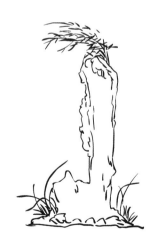

熊猫医生阿缪

支架好还是开刀好

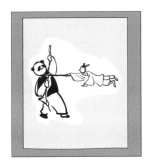

熊猫医生漫画

1

天坛西里阿缪拉面馆，
像往常一样，
熊猫医生在拉面。

2

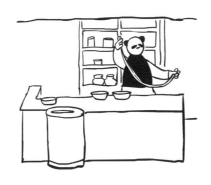

一队蒙面黑衣人，
飞驰而至。

3

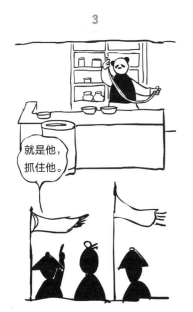

就是他，
抓住他。

4

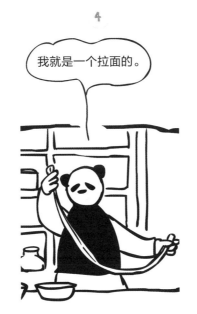

我就是一个拉面的。

5

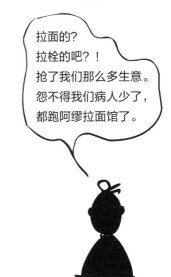

拉面的？
拉栓的吧？！
抢了我们那么多生意。
怨不得我们病人少了，
都跑阿缪拉面馆了。

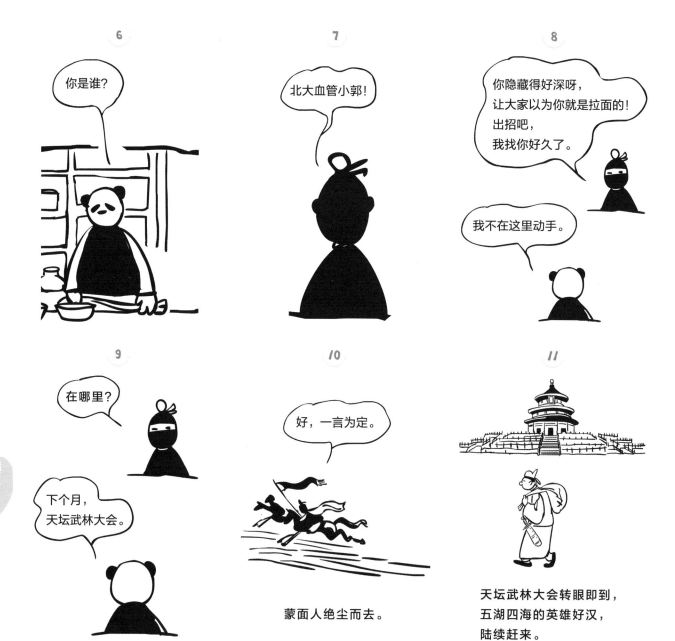

12

支架与开刀之争开始，群雄围观。

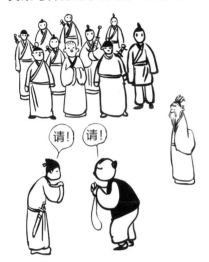

请！ 请！

13

支架对手术刀，
大战三百回合，
不分胜负。

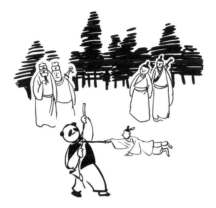

14

主持人G掌门
不得不拦下二位。

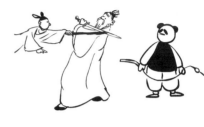

15

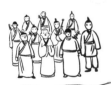

其实对于颈动脉狭窄的治疗，
只要医生有经验，
无论血管外科、神经外科、
神经内科、介入科医生，
都可以治疗，
并根据医生自己的强项，
给患者安全的治疗。

16

阿缪擅长支架就放支架，
小郭擅长手术就手术。

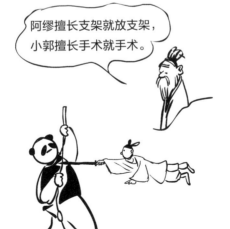

17

英雄不问出处，
狭窄哪科都治。

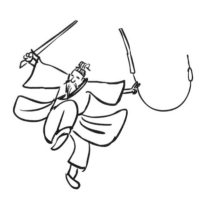

G掌门什么都会。

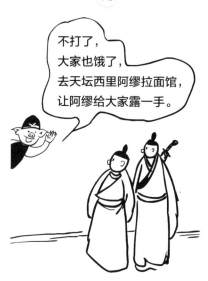

18

不打了，
大家也饿了，
去天坛西里阿缪拉面馆，
让阿缪给大家露一手。

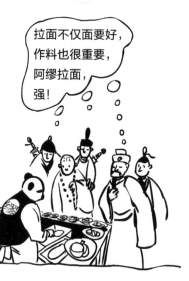

19

拉面不仅面要好，
作料也很重要，
阿缪拉面，
强！

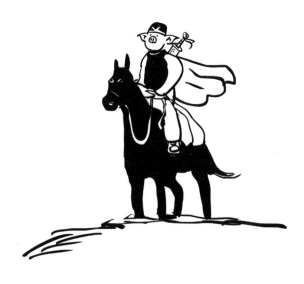

熊猫医生阿缪

颈动脉狭窄:
支架好还是内膜剥脱好

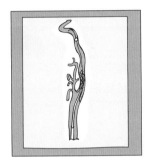

🐼 熊猫医生漫画

说曹操曹操到,
话说大家正聊呢,
王大爷也来了。

阿缪,
来一碗拉面。

王大爷是谁呢?
看过咱们《一过性眼前发黑》
那期漫画的都知道,
王大爷是古建筑专家。

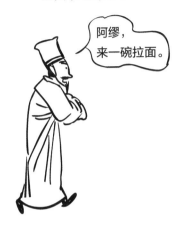

左眼有一过性发黑。

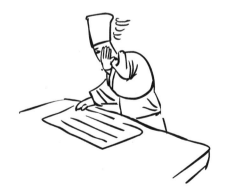

检查发现是颈动脉狭窄,
后来熊猫医生阿缪给他看好了。

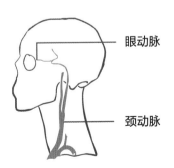

眼动脉

颈动脉

今天王大爷也来阿缪面馆了,
莫非他也听说
阿缪面馆来了一个
漂亮姑娘?

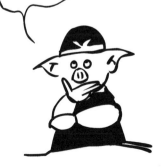

第三章 颈动脉狭窄

6

今天面馆真热闹，
姑娘累得直冒汗。

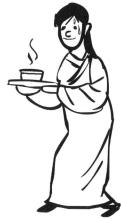

7

阿缪给您做手术了吗？

做了支架。

8

现在眼前还发黑吗？

没有了，
而且反应也比原来好！

9

我听说颈动脉狭窄，
还能做剥离手术呢。

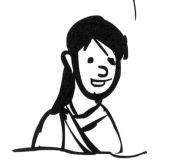

10

准确地说叫内膜剥脱手术，
顾名思义，就是把颈动脉内
膜斑块切掉。

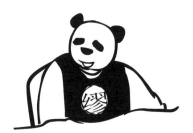

11

要开刀啊，
听起来很危险啊！

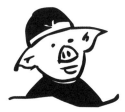

/2

其实是不同的手术方法，
支架是微创手术，
剥脱是外科手术。

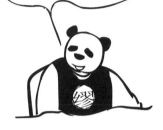

/3

这是支架：

1   2   3   4

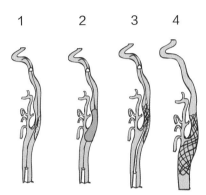

/4

这是剥脱：
切开，剥离，夹出来。

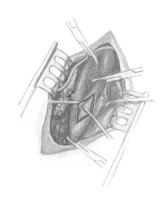

/5

两种方法的安全性和有效性一样！
绝大多数颈动脉狭窄采用
两种手术方法都可以。

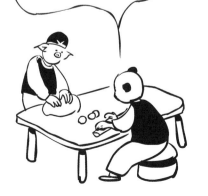

/6

但是，
斑块有严重钙化
或者血管非常迂曲，
以及不能耐受两种抗血小板药物
联合服用的患者，
优先选择剥脱术。

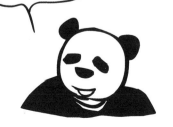

/7

而病变位置较高
或者有严重冠心病，
以及多发脑血管狭窄的患者，
可以优先选择支架。

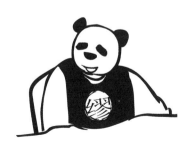

很多人说做了支架几年要换，
而且要终身服药。

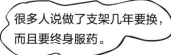

做支架和剥脱术都要终身服药，
因为一旦有颈动脉狭窄，
就意味着有动脉硬化，
必须终身服用抗血小板药物
和降脂药等药物。

区别是支架术后三个月内，
要服用两种抗血小板药物。

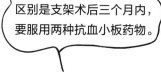

也不存在几年换支架的问题，
支架和剥脱手术后，
都有可能再次狭窄，
但是比例很低，
10年在5%以下。

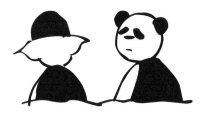

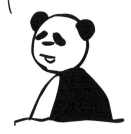

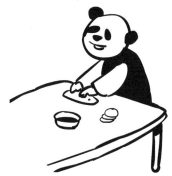

当然还要看医生擅长什么，
阿缪擅长拉面，
他也擅长支架。
找阿缪的患者大部分都做支架了。

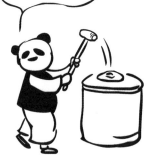

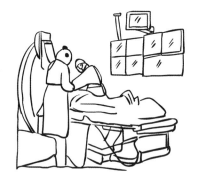

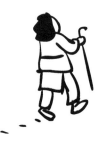

医脉中风

熊猫医生科普日记

熊猫医生阿缪

当狭窄遇上动脉瘤

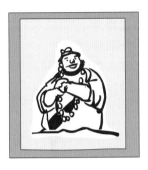

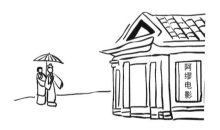 熊猫医生漫画

1

最近电影
《北京遇上西雅图之不二情书》
热映。

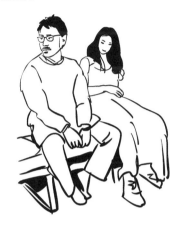

2

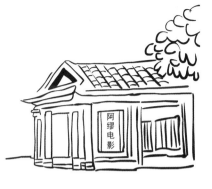

阿缪面馆为了答谢往来江湖好汉
以及经常帮助生意的好友，
特地放映这部电影。

3

吴奶奶女儿，
润润等不请自来。

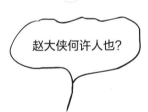

4

玉面罗汉赵大侠是
第一次光临。

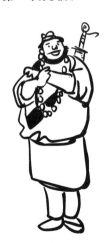

5

赵大侠何许人也？

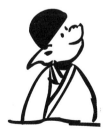

6

大内高手，
江湖人称玉面罗汉，
为人豪爽，
非常讲义气。

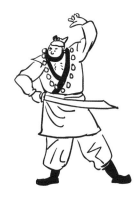

7

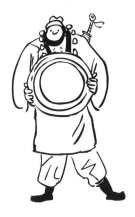

赵大侠独门秘笈：
壮馍。

8

壮馍，
顾名思义，
壮者也。
有民谚为证：
"上面烘，
　下面烧，
　女人吃了不撒娇，
　爷们吃了好杠腰。"

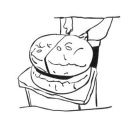

9

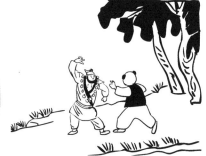

赵大侠每周和阿缪在天坛演武堂，
会有一次武功切磋，
一是为了增进友谊，
二是为了更好地诊治中风疑难问题。

10

赵大侠今天很高兴，
光临面馆也有两层意思：
一是为了看电影，回味年轻时的
浪漫爱情；
二是为了今天在演武堂和阿缪接
待的一个特殊患者。

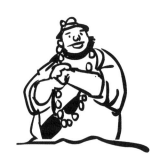

11

什么特殊患者？

12

72岁的刘奶奶最近茶饭不思，
唉声叹气，
让子女很是着急。

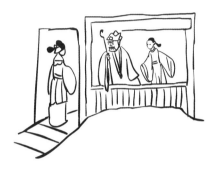

13

最近天天看熊猫医生漫画，
嚷嚷着要上医院查查脑血管，
这一查吓一跳，
报告上清清楚楚写着：
颅内动脉狭窄合并动脉瘤。

这可怎么办啊？

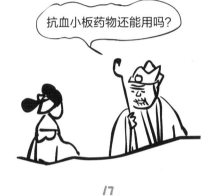

14

两个病同时出现，
让老人担忧了，
本来每天服用抗血小板药物和
降血脂药物预防脑梗死，
这又出现了动脉瘤。

抗血小板药物还能用吗？

15

如果不用会不会出现脑梗死啊？
如果继续用会不会
导致动脉瘤破裂啊？

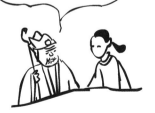

16

有什么不舒服吗？

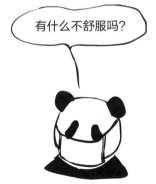

17

有过脑出血吗？

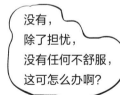

没有，
除了担忧，
没有任何不舒服，
这可怎么办啊？

第三章 颈动脉狭窄

二位仔细看过
刘奶奶的检查结果，
发现血管瘤也不大，
大概3mm；
狭窄程度不重，
小于50%。

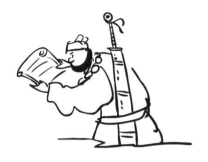

继续服用目前药物，
不用担心。

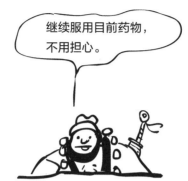

继续服用抗血小板药物
会不会动脉瘤出血啊？

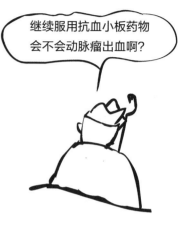

对于未破裂的小动脉瘤，
抗血小板药物并不增加出血风险。

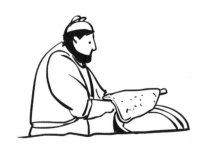

但是要随访观察，
每年做一次检查，
看看动脉瘤有没有长大，
狭窄有没有加重。

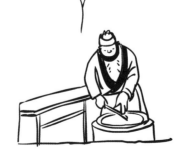

嘘，电影开始了！

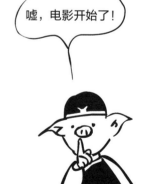

颈动脉狭窄
必须要做手术吗

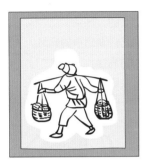

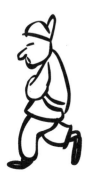 熊猫医生漫画

1

又到西瓜下来时，
老李给阿缪打电话。

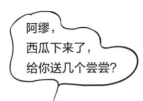

> 阿缪，
> 西瓜下来了，
> 给你送几个尝尝？

2

老李乃北京大兴庞各庄西瓜能手，
他的西瓜又甜又大，
每年西瓜节比赛，
他都能获奖。

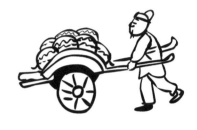

3

10年前李老找到
阿缪门诊，
愁容满面，
那时候阿缪还在
北京另外一家大医院工作。

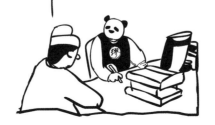

4

> 阿缪，
> 我做颈动脉超声发现高度狭窄，
> 是不是超声做错了？
> 我必须做手术吗？

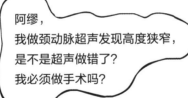

5

阿缪仔细看看超声检查结果，
狭窄程度确实很重。

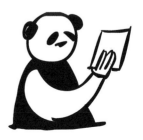

第三章 颈动脉狭窄

/07

6

正常颈动脉直径平均有6毫米粗细，但李大爷的右侧颈动脉已经不到2毫米了，狭窄程度达到70%。

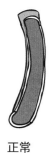 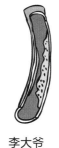

正常　　　李大爷

7

阿缪，是不是超声做错了？

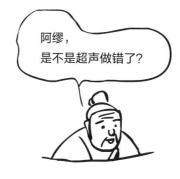

8

阿缪看看超声签名是华女侠。

不会的，她乃江湖超声梅超风，武功高强，不会错。

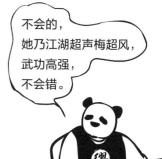

9

你平常有什么不舒服吗？

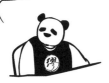

没有，每天都在西瓜地里忙活，一点没有不舒服啊。

10

眼前发黑吗？头晕吗？肢体麻木无力吗？

11

都没有啊！就是平常抽几口烟，血压高点，但控制得很好。

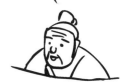

那暂时不需要做手术，
您得规范用点药物了。

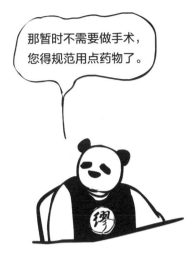

10年了，
李大爷烟也戒了，
血压控制得很好，
每年找华女侠复查，
颈动脉狭窄程度也没有加重，
也没有做手术。

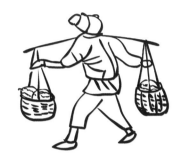

李大爷怎么就不做手术呢？

颈动脉狭窄手术有标准的，
狭窄程度不到90%以上，
如果没有症状就不做手术。

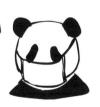

但是要注意危险因素的控制，
以及健康生活习惯，
如果有症状，
狭窄程度大于70%，
就需要做手术。

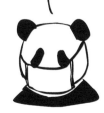

如果狭窄程度大于90%，
仍然没有症状，
需要做手术吗？

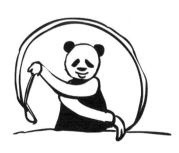

第三章　颈动脉狭窄

必须接受严格评估，
比如侧支循环是否丰富，
斑块是不是稳定等，
而且手术风险必须控制在3%以下。

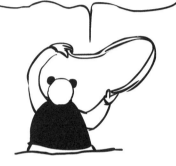

今天讲的都是
动脉粥样硬化斑块导致的
颈动脉狭窄，
对于其他原因造成的颈动脉狭窄，
如颈动脉夹层、大动脉炎、
肌纤维发育不良等，
以后会讲。

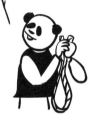

我也想吃大兴的西瓜

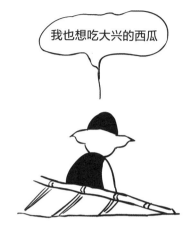

阿缪面馆现在是
李大爷西瓜的指定配送餐馆。

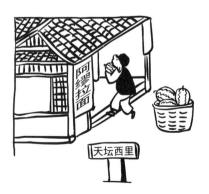

来阿缪拉面馆，
吃大兴西瓜，
我坐着不说话，
就感到十分幸福。

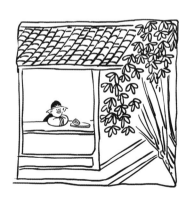

天坛西里，
阿缪拉面馆，
不见不散。

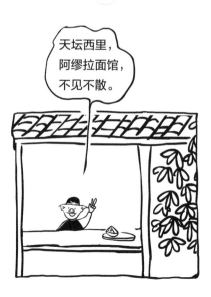

延寿脑中风

熊猫医生科普日记

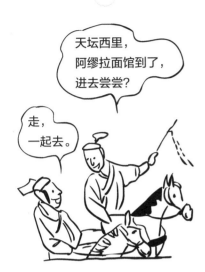

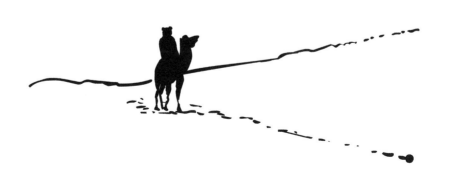

第三章　颈动脉狭窄

兄弟，你有侧支循环吗

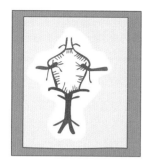

熊猫医生漫画

1

这一天阿缪面馆人来人往，
都有点神秘兮兮的，
相互作揖问候
"你的脑血管有侧支循环吗？"

你的脑血管有侧支循环吗？

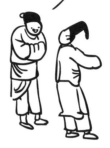

2

什么是脑血管侧支循环啊？

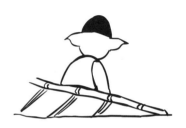

3

这要从头面部血管解剖说起。

4

这个我知道啊，
头面部血管都从心脏发出，
主要的头面部血管有6条。

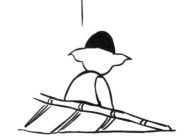

5

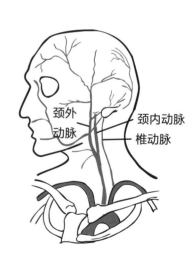

颈外
动脉

颈内动脉

椎动脉

6

2条颈动脉分为
颈内动脉和颈外动脉，
颈内动脉主要向大脑半球供血，
颈外动脉向头面部供血，
两条椎动脉主要向小脑半球
和脑干供血。

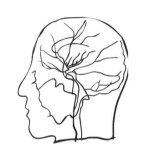

7

头面部血管和脑血管
有什么区别？

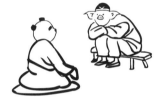

8

一般所谓的脑血管指
直接向脑组织供血的血管，
不包括头面部供血的颈外动脉。

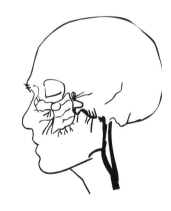

颈外动脉

9

头面部血管和脑血管
之间有联系吗？

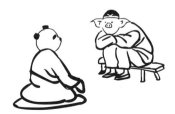

10

问得好，
是有联系的，
而且联系非常多，
这些联系血管就是侧支循环的
重要组成部分。

11

之前讲过的美容导致脑中风
就是脂肪颗粒
通过这些联系进入脑血管的。

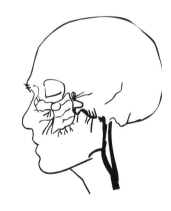

第
三
章

颈
动
脉
狭
窄

12

当颅内脑血管狭窄或闭塞
导致颅内缺血时，
头面部血管通过这些
联系血管向颅内供血。

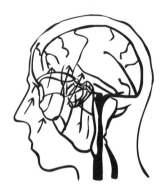

13

有了这些联系血管，
不怕颅内缺血了。

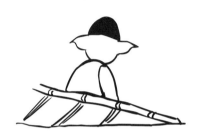

14

侧支循环有时候可以比喻为
高速公路的辅路，
主路出事故了，
可以走辅路，
如果辅路不好或干脆没有，
那就堵死了。

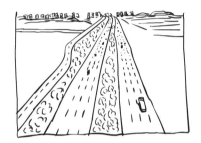

15

可是，
人和人之间有个体差异，
有些人侧支循环多，
有些人少，
有些人则一无所有。

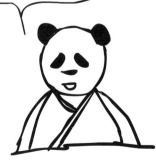

16

颅内脑血管之间有联系吗？

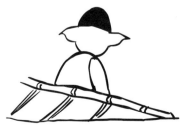

17

最粗的连接血管叫
"willis"环，
就像北京二环路，
连接颅内所有大血管，
这是最重要的侧支循环。

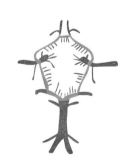

/8

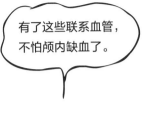

有了这些联系血管，
不怕颅内缺血了。

/9

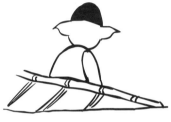

可是，
人和人之间有个体差异，
有些人的环发育完整，
有些人发育不完整，
有些人干脆没有。

20

就像那首歌唱的：

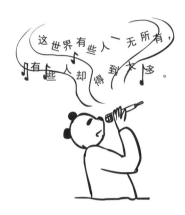

这世界有些人一无所有，
有些人却得到太多。

2/

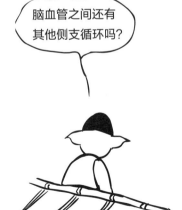

脑血管之间还有
其他侧支循环吗?

22

脑血管之间还有一些叫
软膜动脉的吻合血管，
一般是两条大血管之间直接吻合。

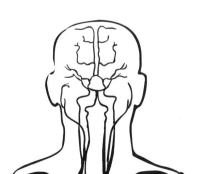

23

脑血管真奇妙，
有这么多的侧支血管
不怕脑缺血了。

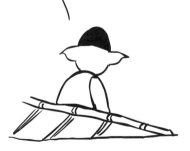

第三章　颈动脉狭窄

115

可是，
这些侧支循环
也是上帝馈赠的礼物，
有些人有，
有些人没有。

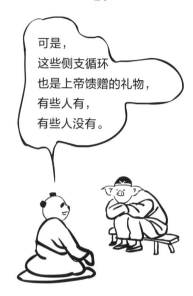

上帝太不公平了，
做什么检查
能知道有没有侧支循环？

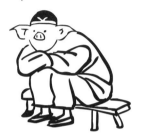

头面部血管和颅内血管、
软膜动脉之间的侧支循环
在正常情况下不显示，
只有在脑血管
有病变时候才能发现。

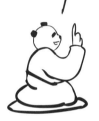

但是willis环
可以通过CTA（CT血管造影）
或者MRA（核磁血管造影）
能够清楚看到。

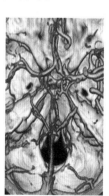

我赶紧去做个检查，
看看我的willis环
完整不完整。

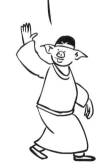

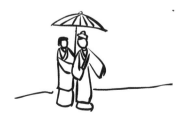

远离脑中风

熊猫医生科普日记

116

扫一扫
听科普故事

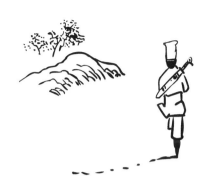

第四章

脑血管畸形

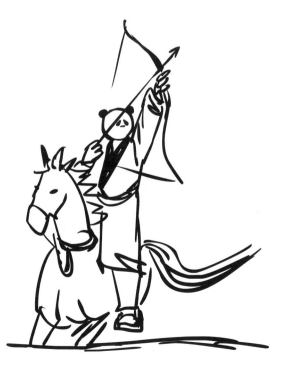

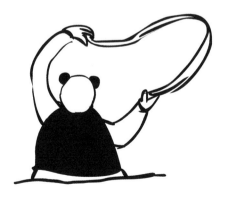

熊猫医生阿缪

涉县王女侠

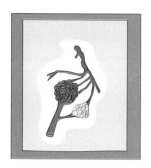

熊猫医生漫画

1

涉县王女侠路过京城，
听说阿缪面馆生意很好，
顺道去尝一下。

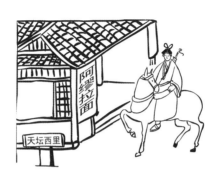

2

双方很久没有见面了。

女侠好！

阿缪好！

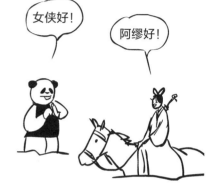

3

今天路过京城，
顺便请教你一个问题。

4

啥问题，
我可以解答，
时间就是大脑，
取栓最好在发病
6小时内开始……

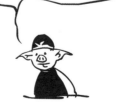

5

脑动静脉畸形的
病人能做手术吗？

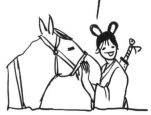

6

第一次听到这个问题，问问阿缪吧？我也想知道什么是脑动静脉畸形。

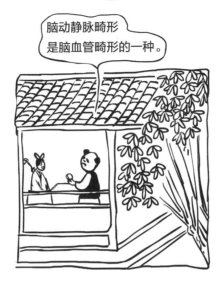

7

脑动静脉畸形是脑血管畸形的一种。

8

脑动静脉畸形是一种先天性在脑动脉和脑静脉之间形成的杂乱的血管团，血管团内可以有动脉和静脉的直接短路，也可能有动脉瘤。

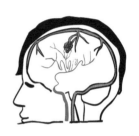

9

正常情况下脑动脉和脑静脉之间是清晰的毛细血管网。

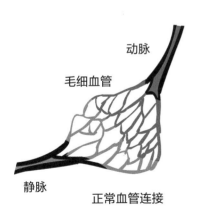

动脉
毛细血管
静脉
正常血管连接

10

脑动静脉畸形在解剖上分为供血动脉、畸形团和引流静脉三个部分。

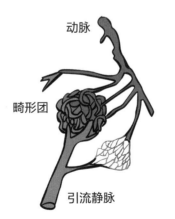

动脉
畸形团
引流静脉

11

很多人没有症状，是在体检时发现的，有些患者是出现症状后发现的，主要临床表现有头疼、反复脑出血、癫痫以及脑缺血等。

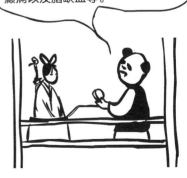

第四章　脑血管畸形

脑动静脉畸形能做手术吗?

根据不同的情况治疗方法不同。

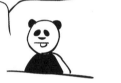

无症状的病变不需要积极治疗,
有些人可能终生不发病。
对于已经有过脑出血的病人,
应该积极治疗,预防再次发生。
位于脑浅表的病变容易治愈;
但是病变位于脑深部、
巨大病变,或者弥漫性
病变的患者,
很难治愈。

有癫痫发作的,
可以先用药物控制癫痫
或者选择手术。

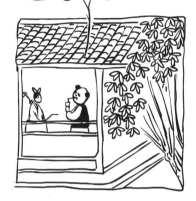

巨大病变,
手术也未必能够治愈。

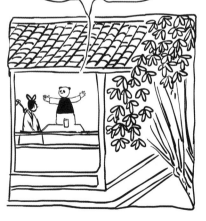

脑动静脉畸形有哪些治疗方法?

外科手术切除;
介入治疗;
立体定向放射治疗。

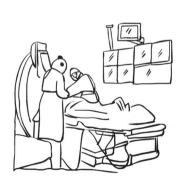

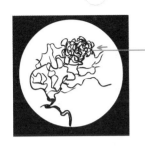

畸形团

治疗前

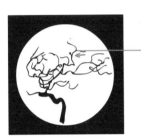

消失

治疗后

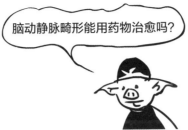

脑动静脉畸形能用药物治愈吗?

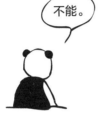

不能。

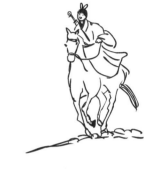

面真的好吃,谢过二位大侠,我得赶路。

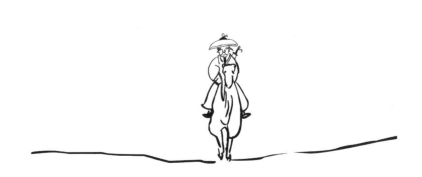

熊猫医生阿缪

肾内科大夫

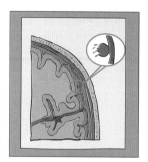

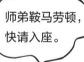 熊猫医生漫画

1

阿缪面馆

片鸭张大侠今天不请自到。

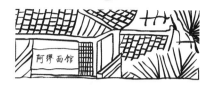

2

阿缪，来两碗面，多放辣椒。

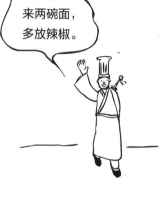

3

阿缪知道片鸭张很忙，肯定有事儿。

师弟鞍马劳顿，快请入座。

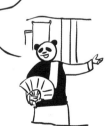

4

有什么事情发生吗？

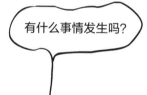

5

今天我去外地传授片鸭经验，顺便会诊了一个蛛血的病人。

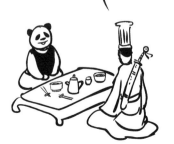

6

夫妻两个都是医生。
他一个月前剧烈头痛，
不去医院做检查，居然在家休息。

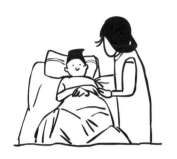

7

三天后去上班，
但是说话减少。

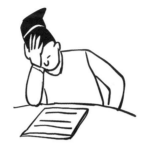

8

开会时院长以为他有心事，
主动询问情况，
建议他做磁共振。

做个磁共振检查吧。

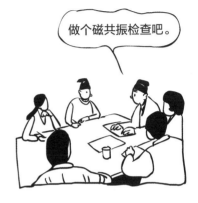

9

检查才发现蛛血。

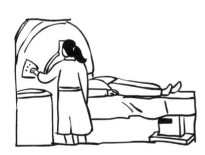

10

院长吓一跳：

为什么不早做检查呢？
马上住院！

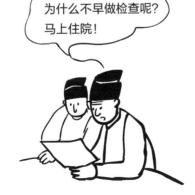

11

住院后听有的大夫说，
需要等血吸收再做检查，
自己又是肾内科大夫，
怕造影剂损害肾脏。

等血吸收
再做检查。

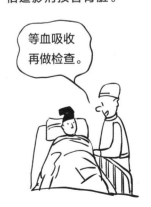

第四章 脑血管畸形

12

居然等一个月才做CT
血管造影，发现脑血管瘤。
真是命大！

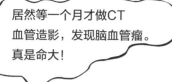

13

听起来信息量很大啊！
什么是蛛血？

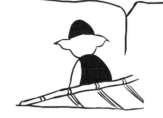

14

蛛血就是蛛网膜下腔出血，
脑组织非常脆弱，
就像豆腐一样，
所以在脑组织外面，
有几层膜保护它。

15

最里面是软脑膜，
然后是蛛网膜，
最外面是硬脑膜。

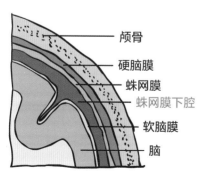

- 颅骨
- 硬脑膜
- 蛛网膜
- 蛛网膜下腔
- 软脑膜
- 脑

16

脑血管就趴在脑组织表面，
在软脑膜和蛛网膜之间
叫蛛网膜下腔，
里面全是液体，
医学术语叫脑脊液，
就像护城河一样保护脑组织。

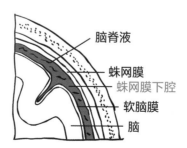

- 脑脊液
- 蛛网膜
- 蛛网膜下腔
- 软脑膜
- 脑

17

如果脑血管破裂了，
血液首先进入蛛网膜下腔，
血染护城河，
形成蛛网膜下腔出血，
简称蛛血。

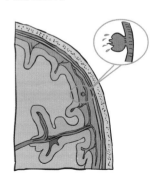

那应该叫
蛛网膜下腔积血啊?

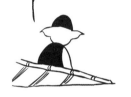

是的,
师傅们叫出血,
一代传一代都这么叫,
我们不能改。

蛛血很危险吗?

蛛血的大部分原因
是脑血管瘤,首次蛛血后
能够存活下来的人只有
75%,如果发生第二次
蛛血,有一半的人就会失
去生命。

这种情况听起来
很凶险啊!

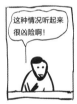

蛛血后,
应该在最短的时间内
做脑血管造影,
如果发现血管瘤,
立即进行治疗,
防止第二次破裂,
然后再等出血吸收。

时间就是大脑,
时间就是生命,
造影剂真的会造成肾脏损伤吗?

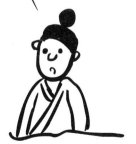

对于已经有肾功能不好
或者对造影剂过敏的病人,
使用造影剂应该谨慎,
但是肾功能正常的病人,
造影剂是很安全的,
基本没有影响。

第四章 脑血管畸形

24

我又学会一招：
蛛血后应该立即造影，
发现动脉瘤应该立即治疗。

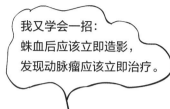

25

片鸭张拍着阿缪肩膀：

拉面不错！

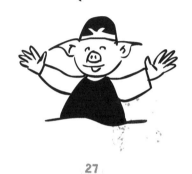

26

师兄，
任重道远啊！
咱们很多同行都缺乏
脑中风常识，
更不要说老百姓。

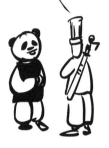

27

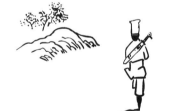

片鸭张所言极是呀！

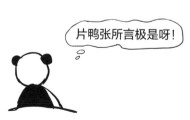

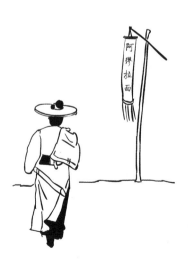

熊猫医生阿缪

蛛网膜下腔出血

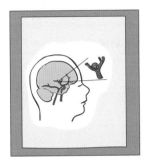

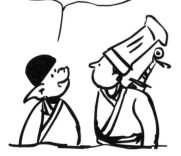熊猫医生漫画

1

心脏猝死这期发布后，
片鸭张很焦急，
急奔阿缪面馆。

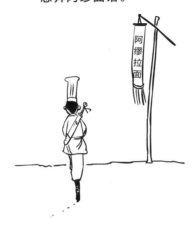

2

> 师兄，
> 蛛血也是猝死的重要因素之一，
> 不要忘了本行！

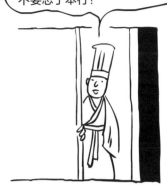

3

> 蛛血，
> 就是蛛网膜下腔出血，
> 以前科普过。
> 蛛血也会导致猝死？

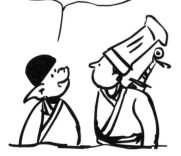

4

> 蛛血最主要的原因是脑动脉瘤，
> 这种血管瘤就像一个定时炸弹
> 放在脑子里面，
> 随时爆炸。
> 死亡率极高，
> 大约10%~15%的病人来不及
> 送达医院就猝死了。

5

> 为什么会有脑动脉瘤，
> 是恶性肿瘤吗？

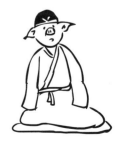

第四章　脑血管畸形

127

6

不是恶性肿瘤，
脑动脉瘤的主要原因
是有动脉发育不良
或者动脉粥样硬化。

7

动脉粥样硬化的原因
主要是三高
（高血压，高血糖，高血脂）
以及不良生活习惯
(抽烟，酗酒等)。
也有一些是因为外伤
或者感染造成的。

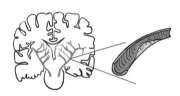

8

脑动脉就像自行车胎，
有些出厂就是次品，
有的虽然是好产品，
但骑它的是个大胖子，
有一天会压出个泡，
最后破了。

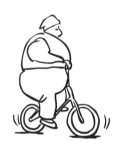

9

我记起来了，
之前阿缪讲过心脏疾病
也可以导致脑动脉瘤，
好像是心房黏液瘤。

心房黏液瘤

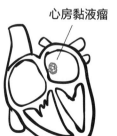

10

听起来很可怕，
怎么知道有我脑子里
有没有定时炸弹?

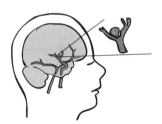

11

可以做个磁共振检查，
就可以查出有没有动脉瘤。

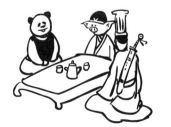

医青脑中风

熊猫医生科普日记

什么情况需要做筛查啊？

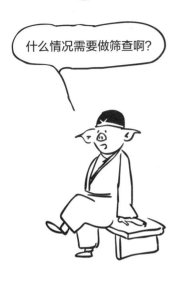

年龄大于40岁；
有高危因素人群；
有过脑出血病史；
已经有一些压迫神经的症状，
如突然眼皮耷拉等。

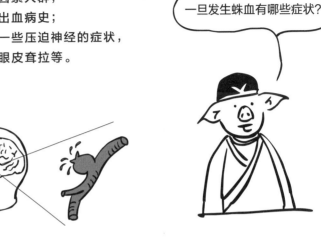

一旦发生蛛血有哪些症状？

剧烈头痛，
脖子发硬，
自我感觉为"撕裂样"
或"电击样"头痛，
常伴恶心、呕吐，
严重时抽搐、意识不清，
甚至呼吸、心跳停止。

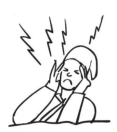

如果没有猝死，
怎么治疗呢？

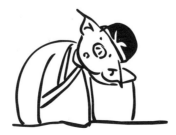

必须治疗动脉瘤，
预防再一次破裂。
可以外科手术夹闭
或者介入治疗。

第四章　脑血管畸形

外科手术需要开颅吗？

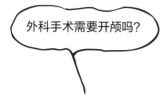

必须开颅啊。

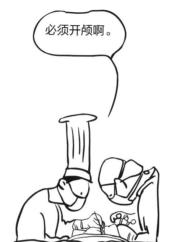

那不是很危险啊？

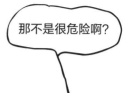

开颅是神经外科医生的
常规手术，
脑肿瘤、动脉瘤、脑外伤等
都需要开颅，
相比动脉瘤再次破裂的风险，
开颅手术本身的风险就不大了。

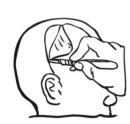

介入治疗我知道，
每天我给阿缪做助手，
就是通过股动脉然后
在动脉瘤内填塞金属弹簧丝，
堵塞动脉瘤。

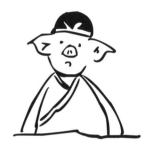

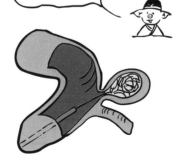

小二，来碗拉面。

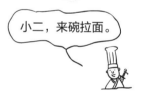

来啦

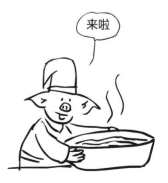

听说阿缪师兄新开足部护理中心，能否优惠服务？

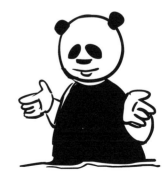

第四章　脑血管畸形

烟雾病，不可怕

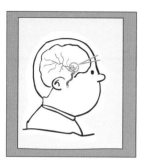

熊猫医生漫画

1

年轻的妈妈带着6岁的女儿，
来到阿缪门诊，未落座泪先下：

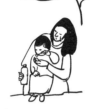

我的孩子才6岁，
偶尔有左边肢体发软的现象，
医生诊断我的孩子得了烟雾病，
这可怎么办啊？

2

什么是烟雾病啊？
是脑子里有烟雾吗？

3

烟雾病其实是从日语
moyamoya翻译过来的，
意思是puff of smoke 一团烟雾，
故名"烟雾病"。
这种病亚洲人多见，
日本人最早报道此病。

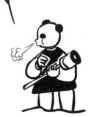

4

其实就是双侧颈内动脉末端逐步闭塞，
而颅底一些毛细血管代偿性扩张，
因为这些毛细血管比较密集，
所以在血管影像上看到似乎一片血管，
造影看就像一团烟雾。

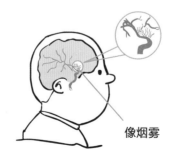

像烟雾

5

这种疾病发病原因不清楚，
只要不发作可能发现不了。
这种疾病可以出现缺血性脑卒中，
也可以出现出血性脑卒中。

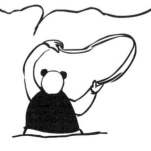

预防脑中风

熊猫医生科普日记

6

那怎么诊断烟雾病呀?

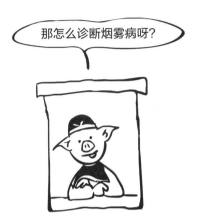

7

诊断烟雾病并不困难，无创检查就可以，做一个磁共振血管成像MRA，或者CT血管成像CTA。

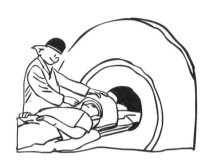

8

如果发现有双侧颈内动脉末端闭塞或者接近闭塞，而且颅底部的一些小血管明显扩张，就可初步诊断。

9

孩子这么小，得了烟雾病，将来怎么办啊？你得救救她啊！

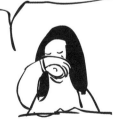

10

这种疾病并没有那么可怕，一旦确诊，就要严格进行评估。

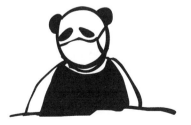

11

根据评估，
有以下几个方案可以选择：
一、
侧支循环很好，
没有症状，
可以不用任何治疗，
正常生活、工作就可以。

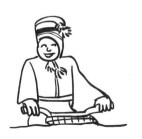

第四章 脑血管畸形

二、

如果有缺血发作
（包括TIA，脑卒中），
可以考虑做外科搭桥手术
或者颞肌贴敷手术。

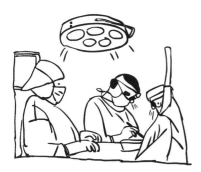

三、

如果有出血性卒中
（大部分为脑室出血），
就需要积极手术预防再次出血。

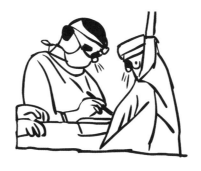

烟雾病预后怎么样？

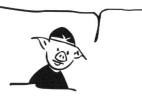

发病越早，越要重视，尽早评
估，如果需要应尽早通过外科
搭桥手术或者颞肌贴敷手术增
加颅内血流，就可能会避免反
复发作脑缺血或者脑出血，避
免出现认知功能障碍。

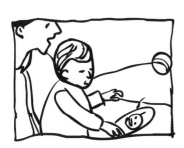

诊断烟雾病并不是判了死缓，
也不是癌症，应该积极面对，
因为经过治疗后，
绝大多数预后较好。

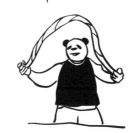

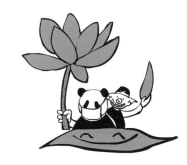

熊猫医生科普日记

熊猫医生阿缪

踢个球脑出血了，怪谁

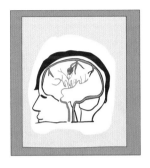

🐼 熊猫医生漫画

1

张先生百思不得其解，
儿子上初二，
在学校体育课上踢了一会儿球，
怎么就脑出血了？

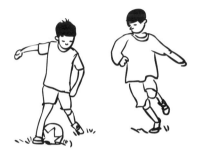

2

是不是老师安排的体育活动
强度太大？
我要问学校要个说法！

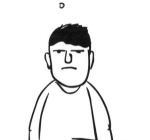

3

是不是跌倒摔的？

不是

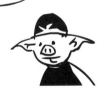

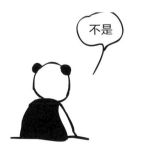

4

有可能是球打的？

不是

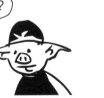

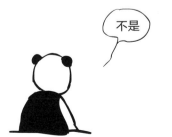

5

不会是老师……

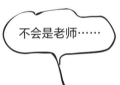

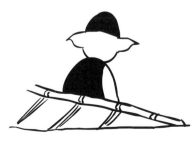

第四章　脑血管畸形

6

都不是，
经过医院检查，
张先生儿子患有脑血管畸形。

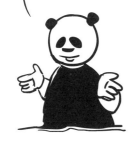

7

涉县王女侠问的问题，
不就是脑血管畸形吗？

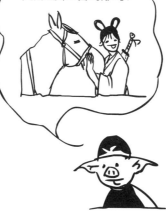

8

其实你一点儿也不傻，
以前的问题都记得非常清楚。

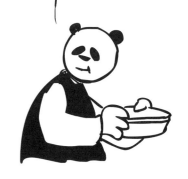

9

脑血管畸形是
脑血管先天性异常。

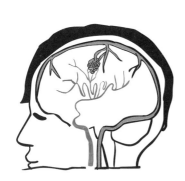

10

脑血管畸形有哪些症状呢？

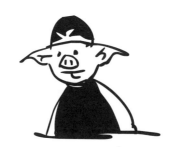

11

很多人并没有症状，
在查体或者因为其他疾病
做检查时发现。

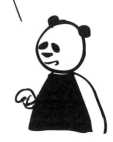

/2

我知道一个年轻人，
因为车祸后发现脑血管畸形，
怀疑是不是车撞出来的。

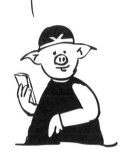

/3

有些病人会因脑出血就医，
主要是因为畸形血管团破裂所致。

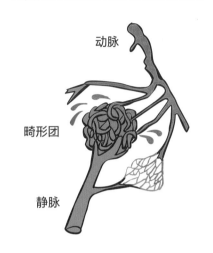

动脉

畸形团

静脉

/4

还有其他症状吗？

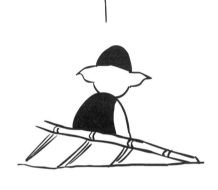

/5

有些人表现为癫痫，
有些人表现为头痛，
还有一些表现为脑缺血发作。

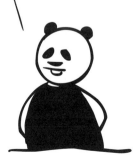

/6

脑血管畸形导致的出血
多见于年轻人，
确诊年龄多在20~40岁。

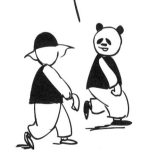

/7

学生脑血管畸形脑出血，
怪罪老师和学校，
有失公允。

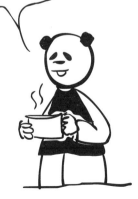

第四章　脑血管畸形

这一点要告诉大家，
不然学校不敢搞对抗性的运动了，
男孩子的尚武精神就没有了。

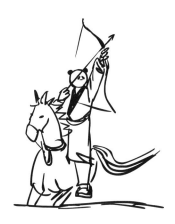

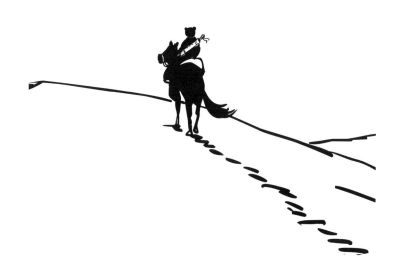

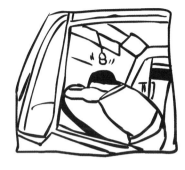

第五章

大脑静脉栓塞

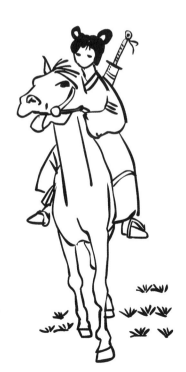

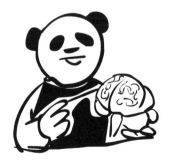

产后小心抽风

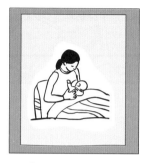

熊猫医生漫画

1

她很漂亮，
历经十月怀胎，
终于喜得贵子。

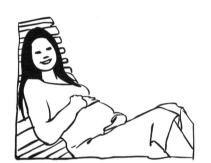

2

初为人母的喜悦还没
来得及享受，
产后十几天的她竟然
"抽风"了！

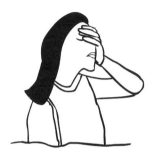

3

经过熊猫医生问诊：
产后3天就出现不明原因的发烧。

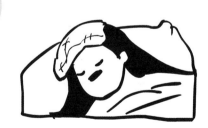

4

当时考虑感冒受凉，
只给了对症处理，
开始盖厚被子捂汗发热。

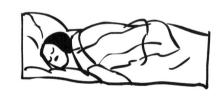

5

加上本身产褥期多汗，
父母看她生孩子后身体虚弱，
各种大补轮番上阵。

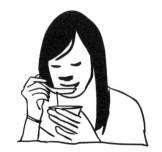

6

也不让她下地活动。

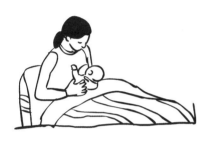

7

接着开始出现严重头疼，
脖子发硬、不能低头。

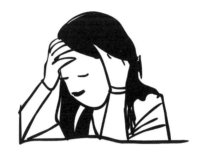

8

一直认为是生产加发烧原因，
又躺了这么久，
脖子疼是正常现象而没有重视，
直到抽风发生。

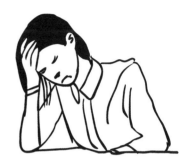

9

生孩子为什么
会抽风啊？

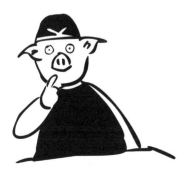

10

抽风是因为
她的脑静脉形成血栓，
就像下水道堵了一样，
发生脑肿胀，
脑出血。

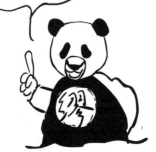

11

你需要住院做进一步检查，
有可能需要介入手术取出血栓，
才可能会预防再一次脑出血。

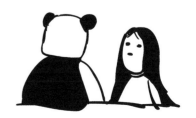

第五章　大脑静脉栓塞

12

产妇和家人都很犹豫，
也许担心嗷嗷待哺的孩子，
最后还是决定回去了。

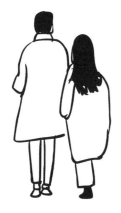

13

不知道她们是不是去了
其他医院？

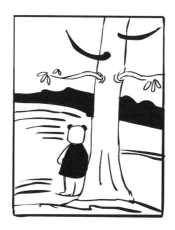

14

不知道她现在怎么样？

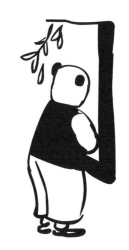

15

温馨提示：
脑静脉血栓形成最常见的诱因
是感染和产后高凝状态。

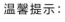
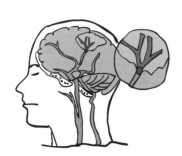

16

产后静脉窦血栓只要及时发现，
在脑梗死、脑出血等不可逆症状
出现前介入治疗或正规抗凝治疗，
预后还是比较好的。

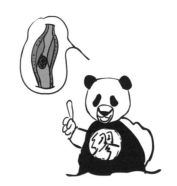

17

"两孩政策"放开，
更多的高龄妈妈跃跃欲试。

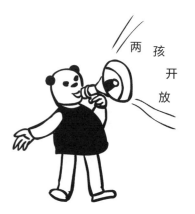

两孩
开放

这样的例子也给大家一些警示：
○ 坐月子并非高枕无忧，
  大补进食、长期卧床、室不透风
  都是暗藏危险的陋习。

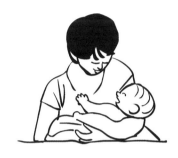

○ 不管是红糖水还是白开水，
  月子期间尽量多补充水分。

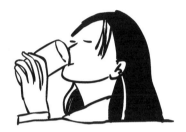

○ 一旦出现头疼、恶心呕吐，
  甚至癫痫、偏瘫等症状，
  及时到神经科专科就诊，
  遵医嘱正规抗凝治疗。

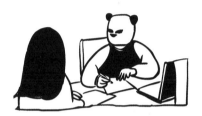

希望大家能平安度过围产期，
幸福做妈妈^_^

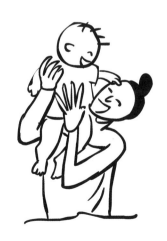

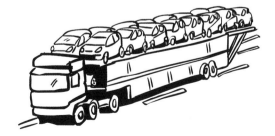

第五章 大脑静脉栓塞

熊猫医生阿缪

司机师傅，您好吗

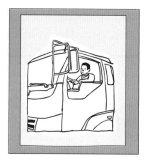

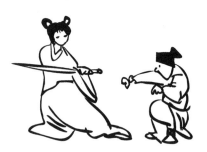 熊猫医生漫画

1

阿缪面馆门外，
马蹄声疾，
吵得鸡犬不宁，
阿缪定睛一看，
这不是
何仙姑嘛？！

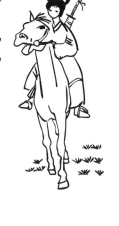

2

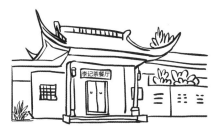

何仙姑何许人也？
她乃岭南威震天下
李记茶餐厅的第三代掌门。

3

不但人长得漂亮，
而且武功奇高，
深得师爷欣赏，
每次天坛武林大会她都是亮点。

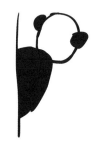

4

按照辈分，
阿缪是何仙姑的师叔。

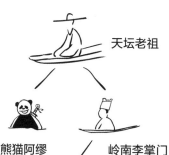

天坛老祖

熊猫阿缪　　岭南李掌门

何仙姑

5

原来，
何仙姑这次前来，
是为了专程护送一位卡车司机
赵师傅到阿缪面馆求治。

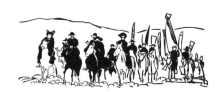

6

仙姑亲自出马，
病情肯定凶险。

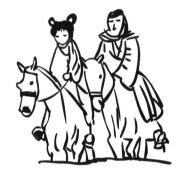

7

赵师傅整天开车奔波在高速路上，
从南往北运送新车，
风餐露宿，
整天顶着烈日炎炎，
一出门就是好多天。

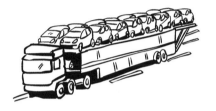

8

几天前，
赵师傅出现头痛、恶心、
呕吐的症状，
而且越来越重，
视力也越来越模糊，
慕名到李记茶餐厅求治。

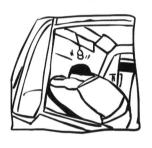

9

李掌门看过病人后说：

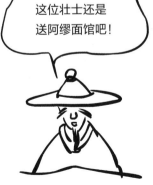

这位壮士还是
送阿缪面馆吧！

10

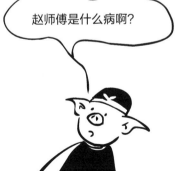

赵师傅是什么病啊？

11

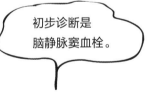

初步诊断是
脑静脉窦血栓。

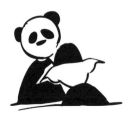

第五章 大脑静脉栓塞

12

窦：静脉腔，孔，洞。
容易形成血栓。

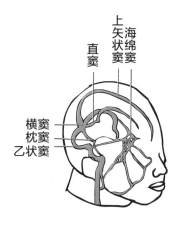

上矢状窦
海绵窦
直窦
横窦
枕窦
乙状窦

13

长途车司机长时间驾驶，
喝水少，
身体严重脱水，
会导致血液黏稠度增加，
容易形成血栓，
堵在脑动脉内形成脑血栓，
另外也容易形成脑静脉窦血栓。

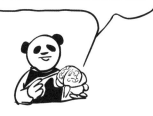

14

那怎么治疗啊？

15

这种病首先考虑抗凝治疗，
但是我们已经试过了，
没有效果，
只好送阿缪师叔取栓了！

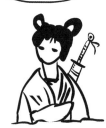

16

静脉窦也能取栓？

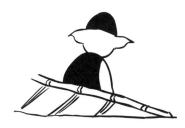

17

可以啊，
如果抗凝治疗没有效果，
可以使用拉栓支架，
拉出静脉窦内血栓
或者使用抽吸导管抽出血栓。

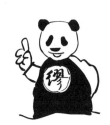

取栓不是在6小时内吗?

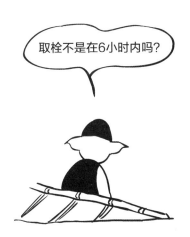

当然越早越好,
但是静脉窦血栓
取栓时间窗可以稍长,
几天之内都可以。

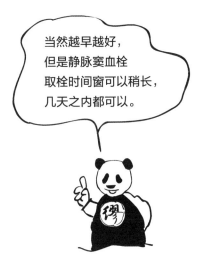

赵师傅虽然发病5天了,
昨天已经成功实施取栓,
今天病情已经稳定了。

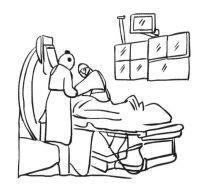

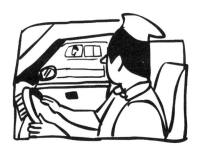

除了静脉窦血栓,
卡车司机容易中风的原因还有:
固定一个姿势扭头看后视镜,
容易导致颈动脉夹层。

很多大货车司机长期精神紧张、
劳累,容易发生高血压,
久坐会导致肥胖,
这些原因都有可能诱发脑中风。

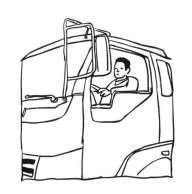

他们真的很辛苦!

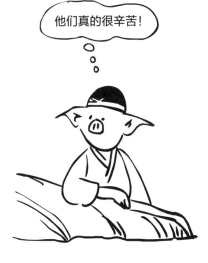

第五章 大脑静脉栓塞

147

司机师傅，
你们好吗？
整天奔波在路上多喝点水，
不要疲劳驾驶，
家人在等你回家。

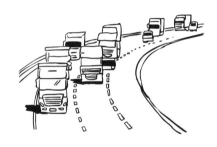

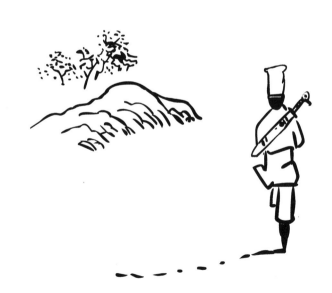

扫一扫
听科普故事

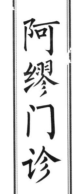

阿缪门诊

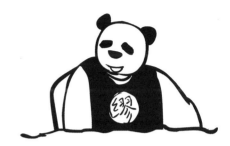

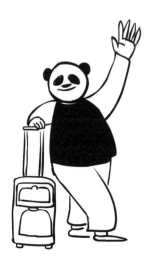

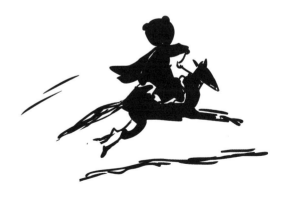

熊猫医生阿缪

保健品
治中风可信吗

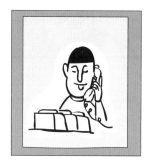

熊猫医生漫画

1

阿缪今天抽空去参加一个学术会议，这是他的业余生活。

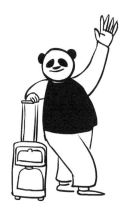

2

在机场偶遇
王院长和她女儿润润。

阿缪叔叔好！

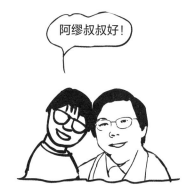

3

王院长何许人也？

4

王拥军教授是也，
著名脑卒中专家，
中国卒中学会常务副会长，
第一个在《新英格兰杂志》发表了
关于脑卒中研究的中国人。

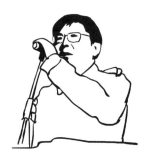

5

润润是医学院的学生。

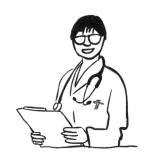

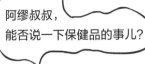

阿缪叔叔，
能否说一下保健品的事儿？

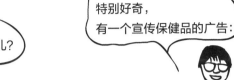

我现在每天早上听广播，
特别好奇，
有一个宣传保健品的广告：

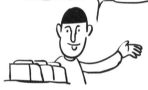

我们的保健品专门针对脑中风，
我们马上接听一个热线电话。

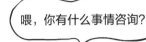

喂，你有什么事情咨询？

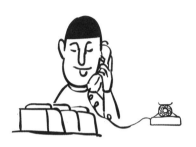

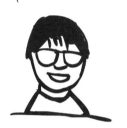

我吃了你们的保健品，
脑中风痊愈了，
我二大爷也得脑中风了，
能不能吃啊？

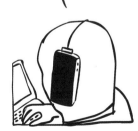

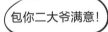

包你二大爷满意！

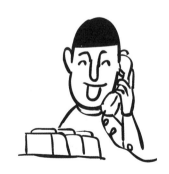

保健品真的能治脑中风吗？

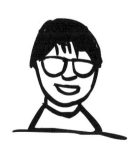

第六章 阿缪门诊

/12

保健品都是忽悠，
不能信，
治疗脑中风，
还是要到阿缪门诊规范治疗。

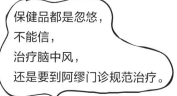

/13

我外婆坚信西药有毒，
她认为保健品无害还有效。
叔叔画完这个，我一定给
我外婆看。她老不信我！

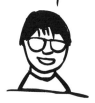

/14

老年人
特别容易相信这个，
因为疗效说得特玄乎。

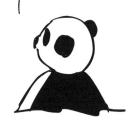

/15

阿缪面馆真的开了？
如果能在医院周围开一家，
我们中午可以不吃盒饭了！

快了，
会有这一天的。

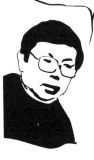

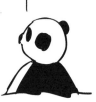

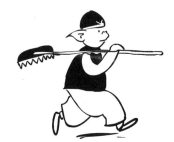

林先生

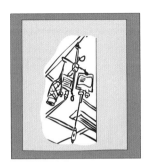

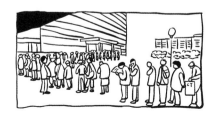熊猫医生漫画

1

林先生是一位工程师，
看了阿缪的科普节目，
也去查查脑血管。

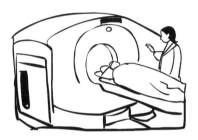

2

果然发现有问题，
一条颈动脉闭塞了，
林先生郁闷了，
会不会偏瘫啊？

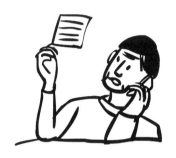

3

林先生预约几次门诊，
都没有约到阿缪的号，
加上最近打击号贩子，
根本挂不到熊猫医生的号。

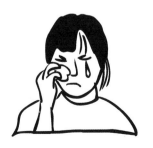

4

等待期间赶紧住院输液吧，
这一输就是两周，
而且输液期间
卧床不活动得了肺炎，
又得继续输液，
一住就是一个月。

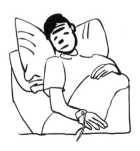

5

见到阿缪时，
林先生愁容满面，
林太太也抹着眼泪，
"终于约到你的号，
我们都住院等一个月了。"

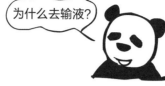

6

你怎么不舒服？

我的一个颈动脉堵了。

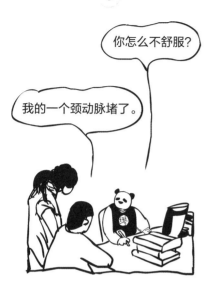

7

为什么去输液？

怕见到你之前发生偏瘫，只有输液才能让我安心一些。

8

你在发现血管堵之前有什么不舒服吗？

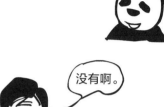

没有啊。

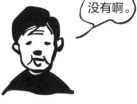

9

那你为什么去检查呢？

因为看了你的科普节目，怕有脑中风。

10

但是我在节目中说输液并不能预防脑中风啊。

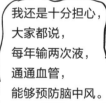

11

我还是十分担心，大家都说，每年输两次液，通通血管，能够预防脑中风。

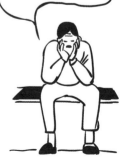

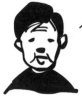

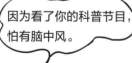

远离脑中风

熊猫医生科普日记

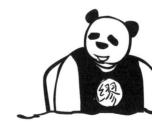

12

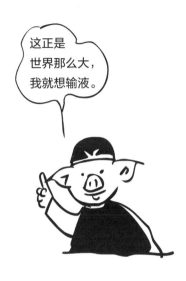

这正是
世界那么大，
我就想输液。

13

清明时节雨纷纷，
路上行人去输液。
商女不知亡国恨，
一天到晚在输液。
举头望明月，
低头在输液。

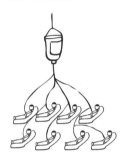

14

洛阳亲友如相问，
就说我正在输液。
少壮不努力，
老大在输液。
众里寻他千百度，
蓦然回首，
那人一直在输液。

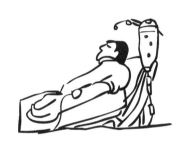

15

住院了为什么不输液？
医生是不是在蒙我，
不给我输液?!

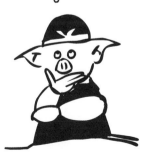

16

输液，
输液，
输液！
感冒了，
去输液！
头疼了，
去输液！
长鸡眼了，
去输液！
东北人去打滴流，
西北人去挂个水，
北京人去通血管。

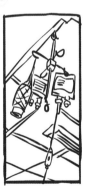

17

人家说，
季节交替要输液，
否则就会得偏瘫！
输液，
输液，
输液。

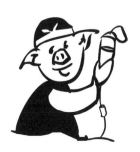

姑娘，
让我也陪你
一起去输液。

咳!

咳!

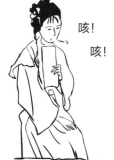

阿缪对林先生说：

你的脑血管代偿很好，
即使堵了一根血管，
也不会有问题，
你就和正常人一样!
想干啥干啥!

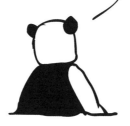

林夫人大哭：
"这一个月我们过得好苦啊!"

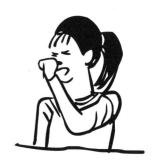

他们临出门时一定要拥抱一下阿缪。

这下可以放心了!
你救了我们的生活，
谢谢你，
熊猫医生。

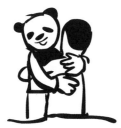

阿缪温馨提醒大家：
中国是人口大国，
也是输液大国。

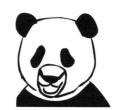

但是每年输液两次，
并不能预防脑中风!
输液之风不可长!

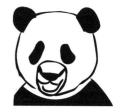

延禧赔中风

熊猫医生科普日记

熊猫医生阿缪

他不让我碰他

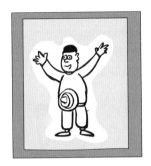

🐼熊猫医生漫画

阿缪的患者
朱大哥来复查。

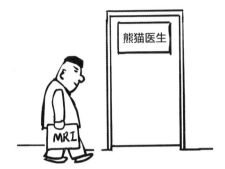

朱大哥有高血压，
工作应酬还多，
几乎每天喝酒，
烟不离手。

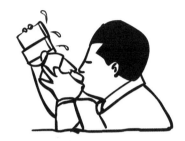

3

一年前，
46岁的朱大哥，
因为反复眩晕、四肢无力，
来阿缪门诊。

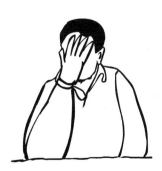

4

发现脑血管高度狭窄，
然后做了支架。

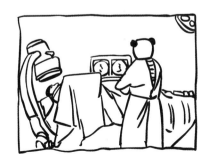

5

这次是朱大哥的夫人，
陪他一起来的。

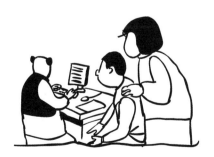

第六章　阿缪门诊

157

6

最近有什么不舒服？

没有。

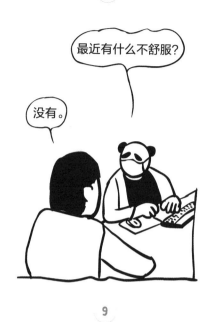

7

手术前的症状还有吗？

没有了。

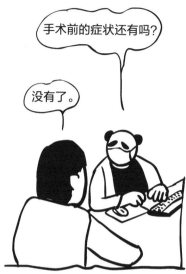

8

阿缪看看复查结果，
支架通畅，
告诉朱大哥：

非常好，
注意控制血压，
戒烟限酒。

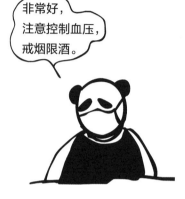

9

早都戒了！

太好了！

10

这时候朱夫人问：

那能过性生活吗？

正常生活，
正常工作啊。

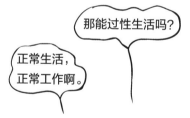

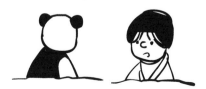

11

朱夫人突然大哭：

这一年他都不让我碰，
怕支架掉下来！

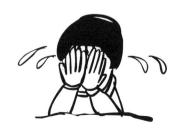

12

脑血管放支架后，真会掉下来吗？

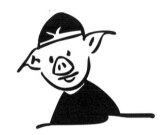

13

不会掉下来，和正常人一样工作和生活。

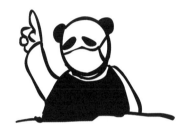

14

可以做磁共振。

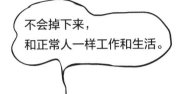

15

可以坐飞机。

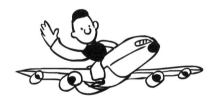

16

不会致癌，不会过敏。

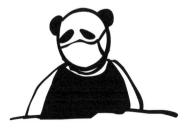

17

可以啪啪。

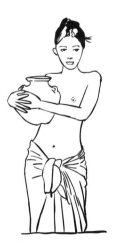

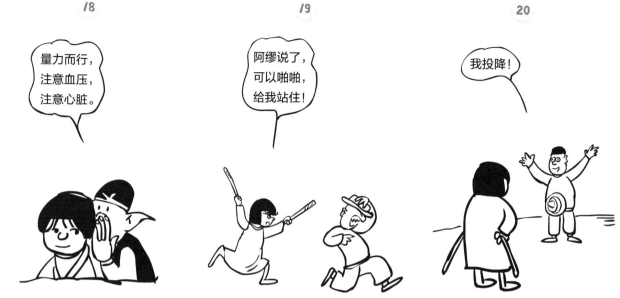

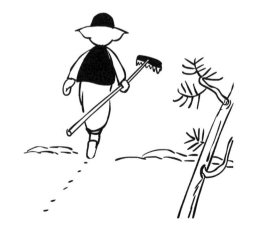

熊猫医生阿缪

不戒烟
做了支架也没用

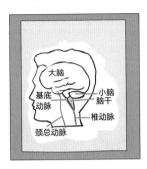

 熊猫医生漫画

1

章先生今天又来阿缪面馆，
距离上次来才一个月。

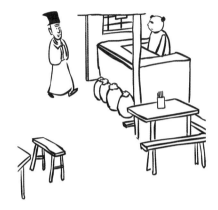

2

章先生退休不久，
最近一直头发懵，
好像戴个帽子，
老哥们建议：

去做按摩吧，
可能会有效。

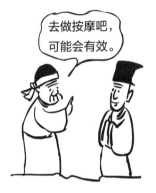

3

按摩师敲打头部，
但章先生感觉不到，
会不会是脑中风先兆啊？

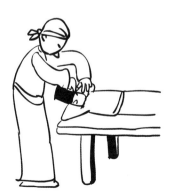

4

一个月前章先生来到阿缪面馆，
经过检查，
发现基底动脉狭窄。

基底动脉狭窄。

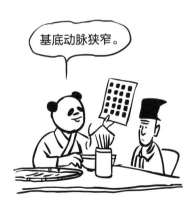

5

我的基底动脉究
竟在什么地方？
耳朵后面？
脖子上？

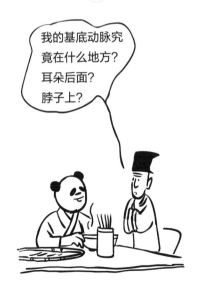

6

基底动脉
是浇灌生命中枢的主干道，
在脑干前方，
大部分向脑干和
小脑半球供血，
也有部分供应大脑半球的枕叶。

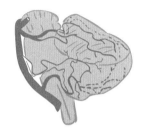

7

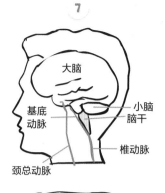

大脑

基底
动脉

小脑

脑干

椎动脉

颈总动脉

这张更清楚一些。

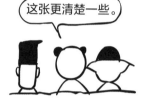

8

赶紧给章先生做支架吧？

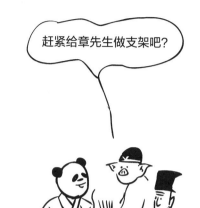

9

通过评估，
章先生目前还不到
做支架的时候，
因为临床症状不重，
没有基底动脉血供不足
的特异性症状，
目前应该规范药物治疗，
控制危险因素。

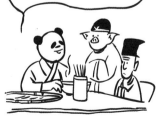

10

另外，
章先生的狭窄在
基底动脉远端，
手术风险很高，
权衡利弊，
保守治疗更好。

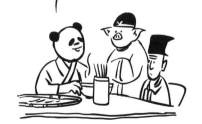

11

基底动脉供血不足，
究竟有哪些特殊的症状呢？

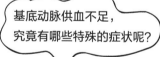

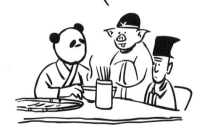

延髓脑中风

熊猫医生科普日记

12

眼睛看东西不清楚，
经常出现重影、眩晕发作，
眩晕的时候有口周麻木、
交替性半身麻木无力
或者四肢麻木无力，
走路不稳等。

13

抽烟也有影响吧？
他每天抽2包烟。

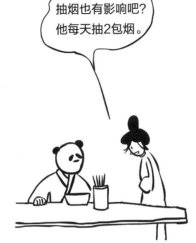

14

我是抽烟，
每天抽2包烟，
我不是年轻的时候抽的，
35岁以后才开始抽，
抽了30年。

15

抽烟与血管狭窄密切相关，
你有30年烟龄了，
已经够长了，
而且每天两包40支，
这个量已经很大，
可能会抵消
药物治疗的作用，
另外即使做了支架，
不戒烟也会很快堵上。

16

是的，
目前你不需要做支架，
赶快戒烟，
控制高血压，
服用抗血小板药物、
他汀类药物以及
改善微循环药物，
如果有症状及时就诊，
半年一复查。

17

那我放心了，
这几天一直在担心。

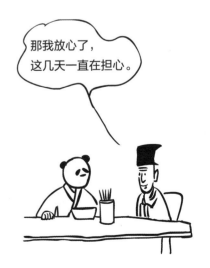

第六章　阿缪门诊

18

章先生今天又来阿缪面馆：

你怎么又来面馆，是有症状加重吗？

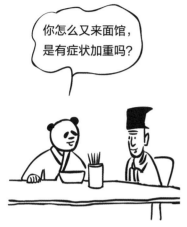

19

症状倒是没有加重，可是我想来想去，我还是希望你这样的大牌给我把手术做了，我一了百了，你不会出事的，我也不会那么运气差。

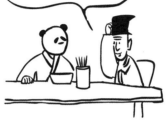

20

为什么？

我做过很多手术都挺过来了！没有风险！

21

做过什么手术？

阑尾炎，肠梗阻，疝气。

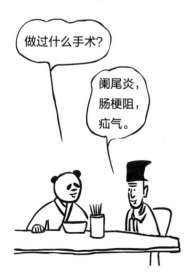

22

这些手术尽管有风险，但相比基底动脉放支架，风险低多了。

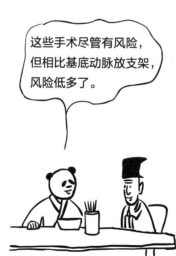

23

戒烟了吗？

没有，我就是想在你做手术后，在医院戒烟，做完手术躺在医院，不让抽烟，我就戒了！

远离脑中风

熊猫医生科普日记

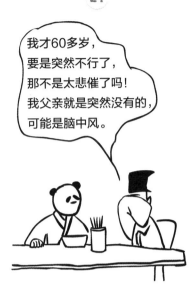

我才60多岁，
要是突然不行了，
那不是太悲催了吗！
我父亲就是突然没有的，
可能是脑中风。

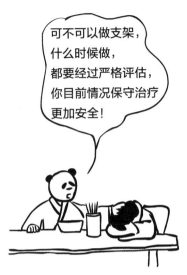

可不可以做支架，
什么时候做，
都要经过严格评估，
你目前情况保守治疗
更加安全！

熊猫医生温馨提示：

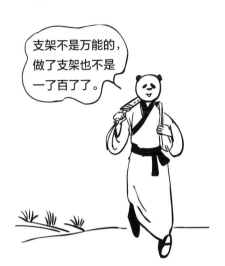

支架不是万能的，
做了支架也不是
一了百了了。

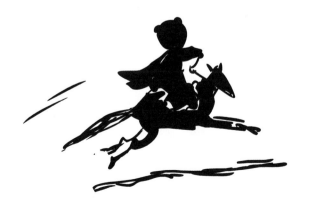

第六章　阿缪门诊

为什么你治不好
我儿子的病

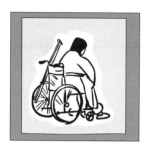

熊猫医生漫画

1

今天下午阿缪门诊，
一对夫妻推着儿子来就诊。

2

儿子42岁，坐轮椅，右侧偏瘫，
部分失语，能够回答一些简单的问题。

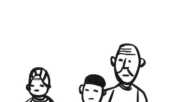

你多大？

四十二

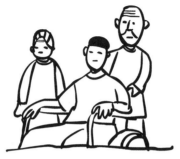

3

父亲满脸焦虑：

阿缪，
你可得救他，
我们就一个儿子，
而且离婚了。

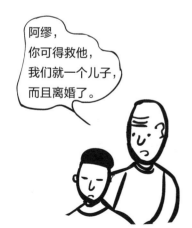

4

我们还指望他传宗接代呢，
他现在这个样子，
我们很揪心啊。
他没有高血压，
没有糖尿病，
怎么说瘫就瘫了？

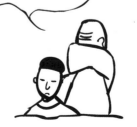

5

病了多长时间了，
发病时候什么情况？

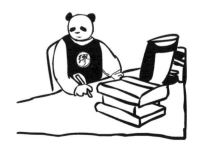

6

去年大阅兵前一天，
几个战友去喝酒，
酒后又去做足疗，
突然就摔倒在地了，
头也磕破了，
战友紧急送往医院。

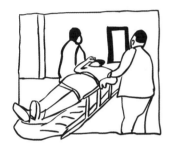

7

阿缪看看CTA和头部磁共振，
左侧颈动脉完全闭塞了，
闭塞原因有可能是颈动脉夹层，
但是侧支循环非常好，
右侧颈动脉能够完全提供
两侧大脑半球供血，
磁共振显示左侧大脑半球
已经有陈旧大面积梗死。

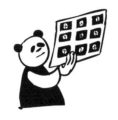

8

阿缪推测是颈动脉闭塞时
脱落的血栓导致的栓塞。

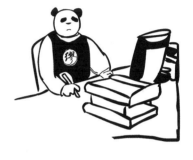

9

你给他把血栓取出来吧？

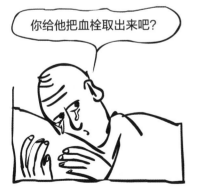

10

取栓只适合发病6小时内
急性期血栓！

11

你给他放个支架，
让他能够恢复说话，
也让偏瘫恢复吧？

第六章 阿缪门诊

167

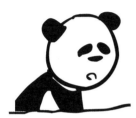

他的颈动脉完全闭塞了，
不能做支架，
而且他现在侧支循环很好，
没有必要做支架。

父亲很激动，有点愤怒了：

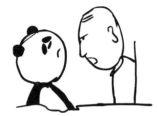

我们单位的张大爷不会说话，
而且也是腿软走不了路，
你做的支架怎么就可以？

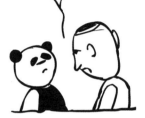

他现在语言活动都没有问题，
他都70岁了！
我儿子才40岁，
怎么就不能做？
你说的这些是我最不想听的答案！
你就救他一下吧？

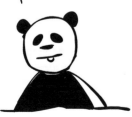

他现在最需要的是康复训练，
而不是手术，
张大爷的情况应该和他不同，
张大爷是颈动脉狭窄，
颈动脉没有完全闭塞。

我太失望了，
怎么也想不通你不给他做手术！
我们去过很多家医院，
都建议做康复。

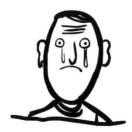

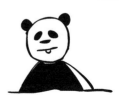

他们的建议都对，
医生不是神仙，
能够吹口气偏瘫就恢复了，
医学毕竟不是万能的，
一定要遵从治疗原则，
卒中造成的偏瘫后遗症，
只有靠康复训练才有可能恢复！

18

我太失望了，
我太失望了，
我等了一个月才挂到你的号，
你居然不救他！

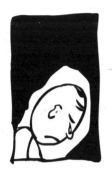

19

我们要面对现实，
现在不是我不救他，
而是你们救不救他，
以及患者本人要树立信心，
自己救自己。

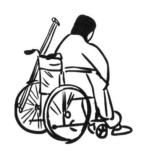

20

如果现在想寻求手术治疗
或者灵丹妙药
来让他站起来已不可能，
只有一条路，
正规康复训练。

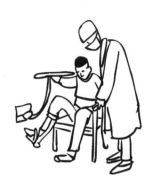

21

你现在带他到处求医，
而不面对现实，
拖得越久恢复越困难。

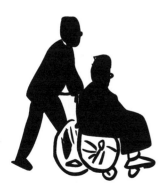

22

友情提示：

中风后遗症，
只有通过规范康复才有可能恢复
生活自理。

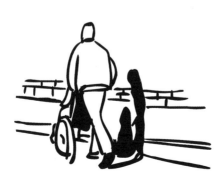

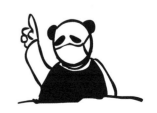

第六章　阿缪门诊

熊猫医生阿缪

《知情同意书》
签还是不签

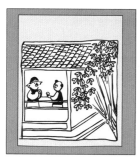

熊猫医生漫画

1

春天来了，
到处暖洋洋的，
二师兄下夜班走到阿缪拉面馆，
来喝碗拉面。

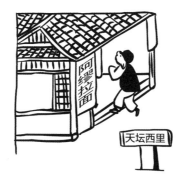

天坛西里

2

阿缪今天不忙，正好在店里。

傻呆呆，
推荐你吃新出炉的
阿缪肉夹馍。

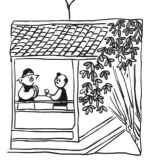

3

真好吃，
一下回到了童年，
小时候，
最开心的事，
就是爸爸给我买个肉夹馍。

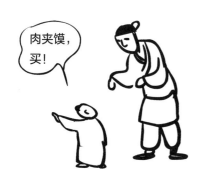

肉夹馍，
买！

4

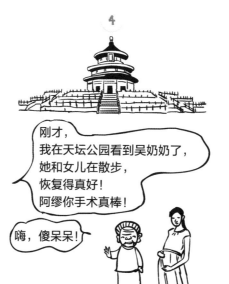

刚才，
我在天坛公园看到吴奶奶了，
她和女儿在散步，
恢复得真好！
阿缪你手术真棒！

嗨，傻呆呆！

5

给吴奶奶取栓的经过
阿缪历历在目，
除了手术成功的喜悦，
阿缪告诉傻呆呆：

应该感谢吴奶奶的女儿
对手术风险的理解。

6

为什么啊？

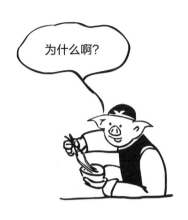

7

按照医疗常规，
医生必须在手术前
给患者或者家属谈手术的利弊
以及手术的风险。

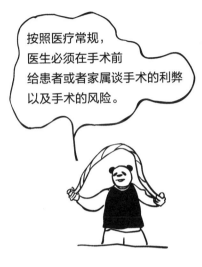

8

急诊取栓手术
其实也存在着一些风险，
急诊取栓不能犹豫，
如果医生认为适合取栓，
必须马上决定。

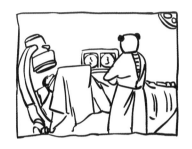

9

因为时间就是大脑，
每耽误一分钟，
就有190万脑细胞死亡，
会使病人寿命缩短3.1周。

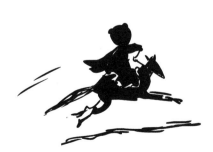

10

吴奶奶的女儿当时有孕在身，
快到临产了，
当她听完我谈话后，
马上决定：

医生，
我听懂了，
手术都有风险，
赶快做吧！

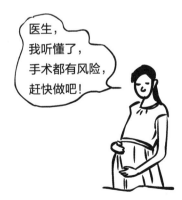

11

但是……

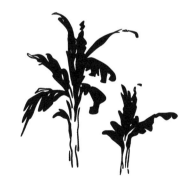

第六章　阿缪门诊

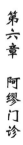

很多人会说：

医生，
我们也不懂医学，
你谈了手术的风险，
我们反而犹豫了，
说句不礼貌的话，
如果是你的亲属，
你会给他做手术吗？

原来手术还有这么多风险，
我们不做了。

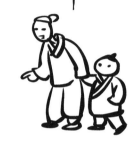

我们相信你，
你是著名医生，
手术绝对不会出事。

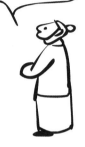

我们知道你们怕担责任，
在吓唬我们，
其实没有风险，
是吗？

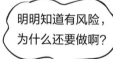

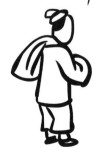

明明知道有风险，
为什么还要做啊？

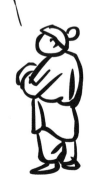

取栓手术并发症不到10%，
我们肯定遇不到。

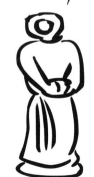

18

按照医疗常规，
任何手术前都要签患者《知情同意书》，
告知患者及家属手术
有可能出现的一些风险，
有些风险可能会危及生命，
医生决定做手术，
不是轻易下定论，
而是经过认真评估，
权衡利弊才做决定。

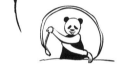

19

就比如不做手术的风险是
从四楼跳下去，
而做手术的风险是从一楼跳下去，
那么医生就会建议手术治疗，
反之就不会建议手术。

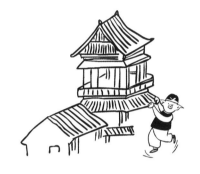

20

那这个《知情同意书》
是不是《生死状》啊？

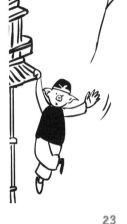

21

医生不是神仙，
技术也不是万能的，
每个人的情况可能都不一样，
而手术是一个非常复杂的过程。

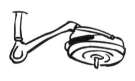

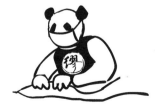

22

有可能会出现这样或那样的并发症，
《知情同意书》不是《生死状》，
医患应该是同一战壕的战友，
为了挽救生命而共同奋斗。

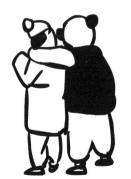

23

其实生活中也处处充满风险，
坐飞机有风险。

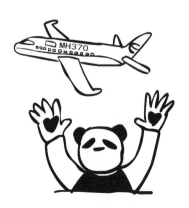

24

开车有风险。

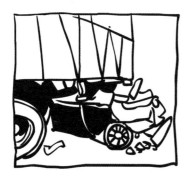

25

但是这些风险都很低，
万分之几的风险，
不需要签《知情同意书》，
而手术风险是百分之几。

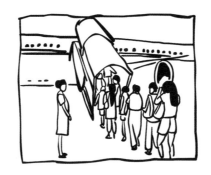

26

急诊取栓手术更加特殊，
需要在最短时间做出决定。

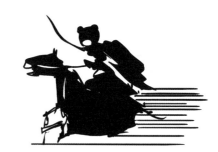

27

取出一个栓子，
挽救一个生命，
需要您充分理解风险后，
果断决定。

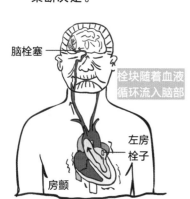

脑栓塞

栓块随着血液
循环流入脑部

左房

栓子

房颤

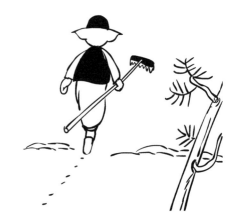

医看脑中风

熊猫医生科普日记

熊猫医生阿缪

阿缪教您看门诊

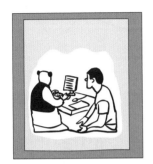

熊猫医生漫画

1

我们每天努力使您远离中风。

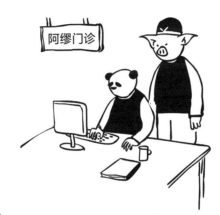

2

仍然有很多人不幸患了中风，他们需要来阿缪门诊就诊。

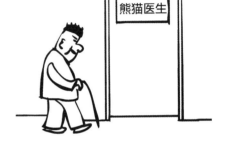

3

但是其中大部分不知道怎么看病，阿缪每次都有引导他们。

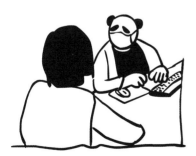

4

一进诊室，都很紧张。

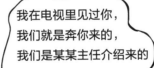

我在电视里见过你，我们就是奔你来的，我们是某某主任介绍来的……

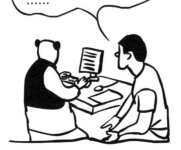

5

我们是某某领导的亲戚，某某医院的医生是这样说的……

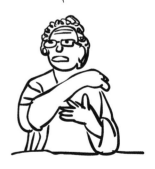

第六章 阿缪门诊

6

这些话其实都不用说，
来到诊室就是对我的信任，
每一个患者都是平等的。

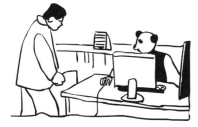

7

你有什么不舒服？

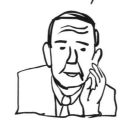

8

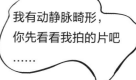

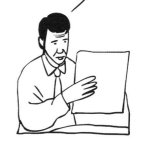

9

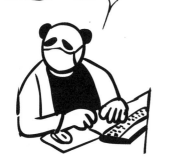

10

- 持续多长时间；
- 到哪里去治疗了；
- 治疗多长时间；
- 有没有好转。

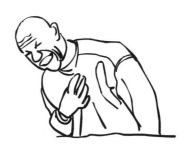

11

- 有什么其他疾病和不良社会习惯；
- 有没有不良生活习惯如抽烟、喝酒、熬夜、劳累；
- 有没有三高，控制的怎么样；
- 有没有冠心病。

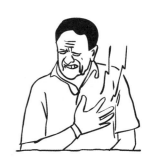

熊猫医生科普日记

阿缪会查体，
看带来的资料，
询问目前用药情况。

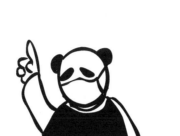

然后会给您诊断建议。

阿缪，
很多患者都不知道怎么说，
我干脆打印一份就医须知，
放在桌子上，
他们一看便知。

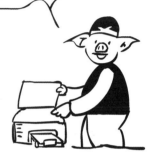

不能这样，
和患者的交流过程很重要，
尽管他们不知道怎么表达，
这是对患者的尊重，
也是对我们自己的尊重。

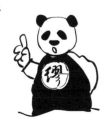

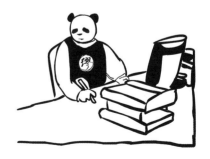

第六章　阿缪门诊

熊猫医生阿缪

脑血栓
是怎么取出来的

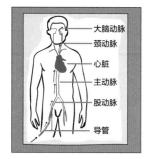

大脑动脉
颈动脉
心脏
主动脉
股动脉
导管

熊猫医生漫画

1

听说阿缪拉面馆招了一个
漂亮的女服务员，
我想去看看。

2

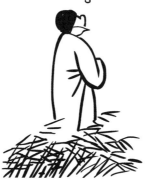

傻呆呆真的呆住了，
这不是吴奶奶的女儿吗？

3

我下班后来阿缪面馆帮帮忙，
也参与科普宣传，
面馆最近很火，
阿缪忙不过来。

4

这真是：

取出一个栓子，
带火一个面馆

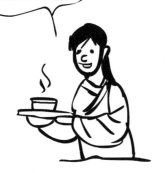

天坛西里

5

正好最近有许多人问：

吴奶奶的那个栓子
究竟是怎么取出来的呢，
是不是开颅拿出来的？

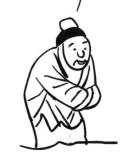

6

不开颅，
是微创手术，
也就是我的副业——
脑血管介入技术。

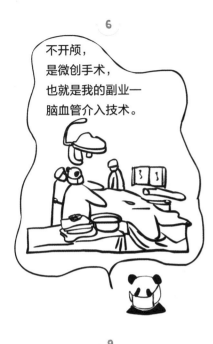

7

偷偷告诉你个小秘密：

熊猫医生本行是拉面，
他是中国拉面学会资深会员，
没事的时候才给人看病。
找他看病难，
找他拉面更难。

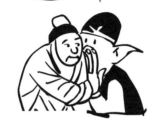

8

在大腿根部大血管，
切开一个大概2mm小口。

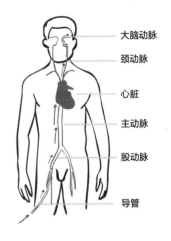

大脑动脉
颈动脉
心脏
主动脉
股动脉
导管

9

然后用柔软的导管，
将拉栓支架送到堵塞大血管的血
栓部位，然后把血栓拉出来。

第一步，把导管插入栓子。

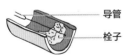

导管
栓子

第二步，展开支架。

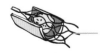

支架

第三步，拉出栓子。

10

我还是有点不明白。

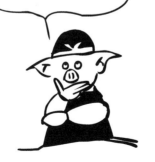

11

你家的下水道堵过吧?

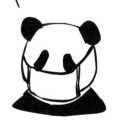

我看工人拿很长的铁丝，
前面弯成螺旋一样，
最后把堵塞的东西拉出来。

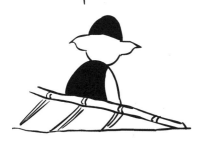

脑血管拉栓和这个道理差不多，
但是精细上万倍。

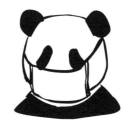

有时候，
他们也用很长的管子抽吸。

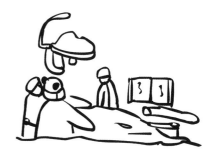

这是另外一种方法，
脑血管血栓也可以使用特殊
的导管抽吸出来。

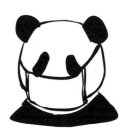

不开颅怎么能看见呢？

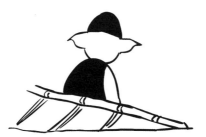

X线就是
介入医生的眼睛！

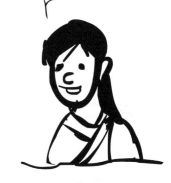

远离脑中风

熊猫医生科普日记

他们很辛苦，
每天在X线下工作

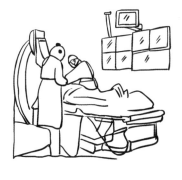

穿着20多斤的铅衣，
江湖人称—
铅衣人

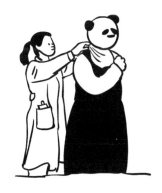

好了，不说这个了，
来，
大家吃阿缪肉夹馍，
正宗土炉手打肉夹馍。

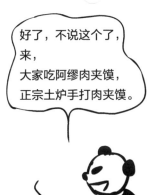

阿缪说，
做介入医生真的很辛苦，
多亏了拉面和肉夹馍，
累的时候，
就喝碗拉面，吃个肉夹馍，
体力马上就恢复了。

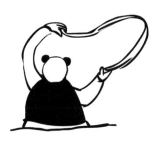

是呀，
人很容易满足，
有时候，
幸福就是一个肉夹馍。

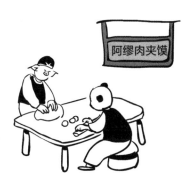

第六章　阿缪门诊

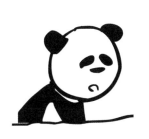

熊猫医生阿缪

请把我的脑血栓取出来

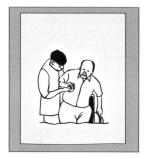

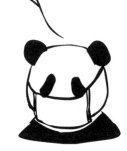 熊猫医生漫画

1

最近阿缪门诊太忙了，
很多已经中风偏瘫的患者，
看了阿缪科普漫画，
闻听脑血栓能够取出来，
纷纷要求阿缪把脑血栓取出来。

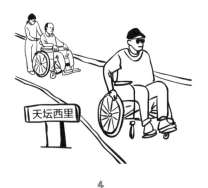

2

一时间，
阿缪面馆生意火爆。

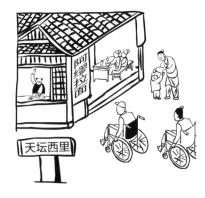

3

我已经偏瘫一年多了，
能否把我的脑血栓取出来，
这一年多我生不如死，
度日如年。

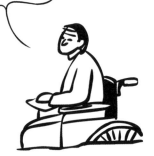

4

我半身麻木，
把脑血栓取出来，
是不是就不麻了？

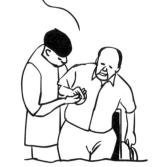

5

我非常理解大家的心情，
过了急性期，
脑血栓就取不出来了，
也许将来会有新技术。

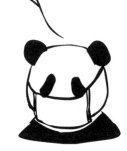

熊猫医生科普日记

6

取栓技术只适合急性期脑血栓，
对时间的要求非常严格，
一定要在6小时内到达医院。

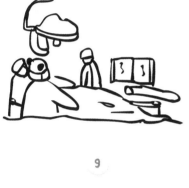

7

而且医生要做很好的评估，
也不是每一个急性期6小时内
到医院的患者，
都能做这个手术。

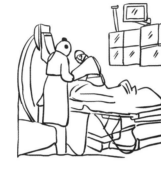

8

而错过急性期，
已经落下后遗症的患者，
只要不再发作，
加强康复训练，
大部分人会恢复生活自理的。

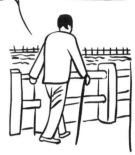

9

为什么慢性期的脑血栓
取不出来呢？

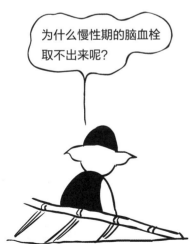

10

如果你家的水管堵了一个杂物，
可以拉出来。

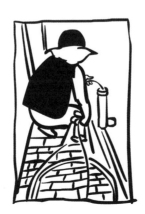

11

但是如果浇灌了水泥，
过了一周后还能取出来吗？

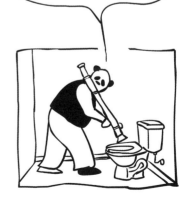

第六章　阿缪门诊

12

那只有重新换一个水管了。

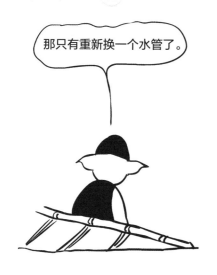

13

脑血管血栓形成是一个道理，
超过最佳取栓时间，
血栓就会机化。

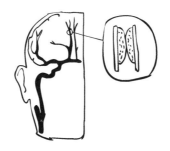

14

最后和血管长在一起了，
是取不出来的，
而脑血管和水管不一样，
不是想换就换的。

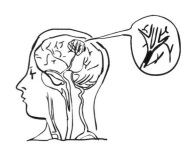

15

因此，
阿缪面馆门口挂出一副
提醒招牌：

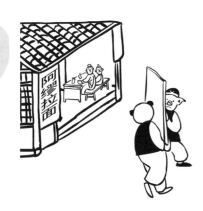

16

取出一个急性期栓子
减少一个偏瘫患者。

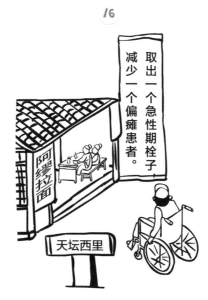

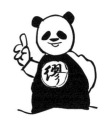

熊猫医生阿缪

哪些患者适合取栓

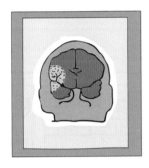

 熊猫医生漫画

1

片鸭张和熊猫医生阿缪
分别已经四个春秋了。

2

最近听说，
阿缪面馆生意风声水起，
江湖名气越来越大，
尤其是何仙姑拜访之事，
让张大侠甚为思念。

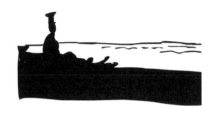

3

于是差人送一帖子，
想会会熊猫医生。

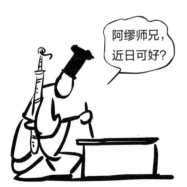

阿缪师兄，
近日可好？

4

片鸭张何许人也？
宣武门烤鸭店
年轻掌门人。

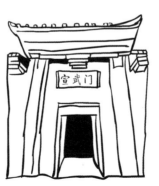

宣武门

5

说起北京烤鸭，
其实并不知道从何说起。
北京烤鸭的名气之大，
可以说江湖人都知道！

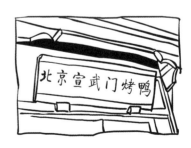

北京宣武门烤鸭

6

北京烤鸭有
挂炉烤鸭和焖炉烤鸭两种，
前者的代表是全聚德，
后者是便宜坊。

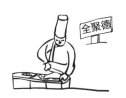
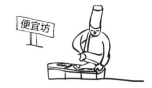

7

而把两者融会贯通的，
只有宣武门。

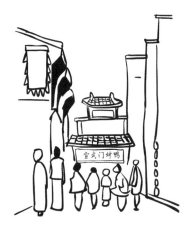

8

宣武门烤鸭一经推出，
便威震江湖，
如今也是百年老店了。

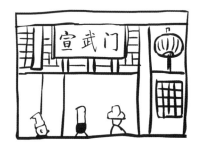

9

宣武门有四大名刀。

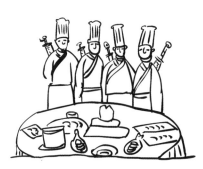

10

张大侠为后起之秀，
刀法纯熟，
尤擅片鸭，
江湖人称片鸭张，
为宣武四大名刀之一。

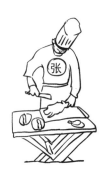

11

阿缪武功源自宣武门，
烤鸭的功底，
以拉面扬名。
论辈分，
阿缪是片鸭张的师兄。

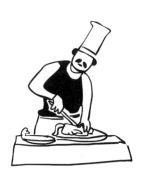

12

片鸭张十八般武艺样样精通，
介入和外科手术都很拿手。

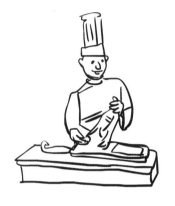

13

阿缪曾经遇到
一个年轻脑出血患者，
确诊为心房黏液瘤
导致颅内动脉瘤破裂，
介入治疗非常困难，
推荐给片鸭张开刀做手术了。

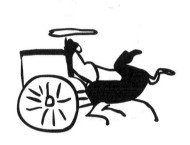

14

老远看到张大侠，
阿缪赶紧有请来坐。

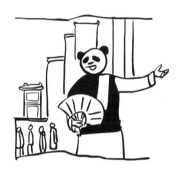

15

听说师兄取栓取得很火啊！

这边请。

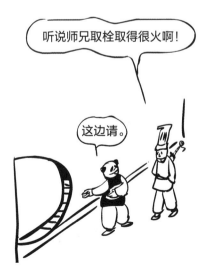

16

岂敢岂敢，
我拉面做得越来越好。

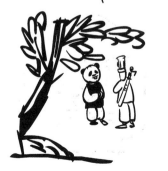

17

今天就想考你一个问题？
最近江湖上听你忽悠，
取栓的越来越多，
但是很多人不知道
哪些病人该取栓？
看看你是不是在做广告？

我们从不做广告。

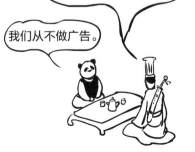

第六章　阿缪门诊

18

既然师弟鞍马劳顿，
师兄恭敬不如从命。
有几个条件必须符合才能取栓。

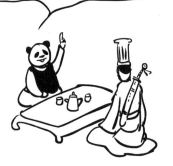

19

1.大血管堵塞。

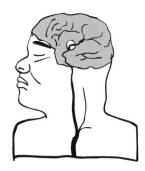

20

2.经过评估，侧支循环
不是非常差。如果把侧
支循环分成100分，10分
以下的就是侧支循环很差，
任何治疗方法预后都不好，
最好不要取栓，因为取栓
后脑出血几率会增加。

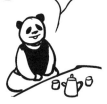

21

而90分以上侧支循环非常好，
内科治疗预后也很好，
没有必要取栓。
取栓最合适的是10~90分的患者。

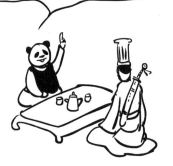

22

3.不是大面积梗死：
如果梗死体积大于70毫升，
就不适合取栓。

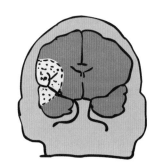

23

侧支循环就是高速公路辅路。

时间就是大脑，
最好在发病6小时内取栓。

大面积梗死不适合取。

天天听阿缪讲，
我也记住了。

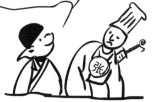

熊猫医生科普日记

24

片鸭张拿出手机一搜索。

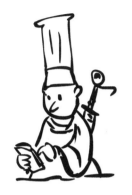

25

果然没有搜到，
赶紧上拉面，
我有点饿了。

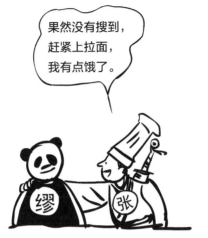

26

吃完面，
张大侠绝尘而去！

阿缪，
面不错！
后会有期。

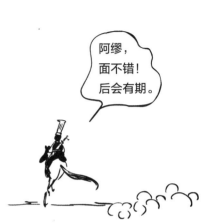

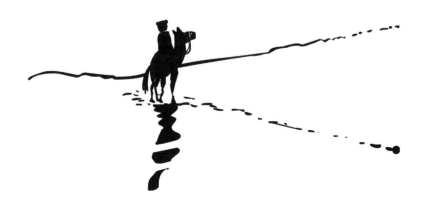

第六章　阿缪门诊

熊猫医生阿缪

煎饼刘

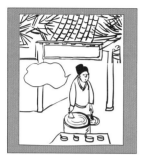

🐼 熊猫医生漫画

远离脑中风

熊猫医生科普日记

1

在上海北面，
一个地方叫杨浦，
有个煎饼铺子叫刘记煎饼铺，
特别有名。

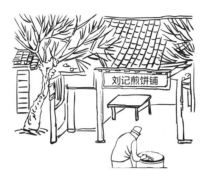

2

刘记煎饼铺有三个小伙子，
特别能干，人又善良。

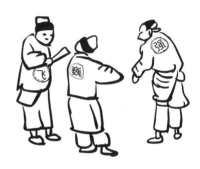

3

春日的江南，
一派生机盎然，
人们纷纷走出家门，
沐浴在暖暖的春风中。

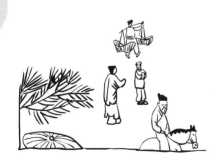

4

忽然，有人大喊：

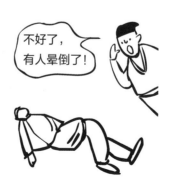

不好了，
有人晕倒了！

5

有人比较有经验，
看老人像是中风，
赶紧呼叫熊猫医生阿缪。

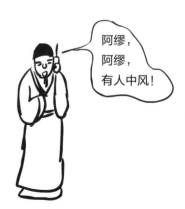

阿缪，
阿缪，
有人中风！

6

我在北京，
远水解不了近渴，
赶紧联系刘记煎饼铺，
他那里可抢救中风。

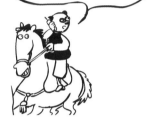

7

刘记煎饼铺的刘掌柜一看，
典型的脑梗死。

赶快，
进绿色通道，
急诊取栓。

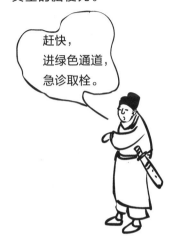

8

手术过程中，
患者突发心率
下降至20次/分钟，
生命垂危。

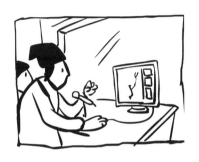

9

要立即实施临时
起搏器手术，
同时取栓手术，
也需要进行全身麻醉。

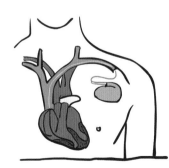

10

这两项操作，
均需要由实施操作的心内科
和麻醉科医生与家属沟通，
并签字同意后才能实施。

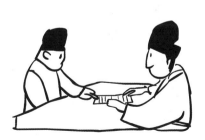

11

但当时家属把病人送入手术室后，
急着回家取患者的医保卡
和子女电话号码，
离开了医院。

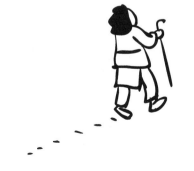

第六章　阿缪门诊

191

/2

先后联系了110、120等部门，
均由于患者所留下的资料不全，
而找不到家属。

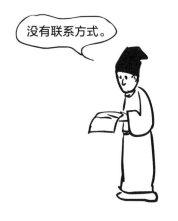

没有联系方式。

/3

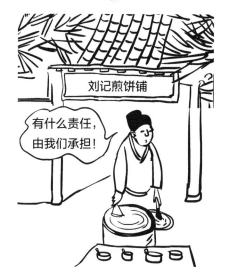

刘记煎饼铺

有什么责任，
由我们承担！

/4

在病人生命垂危的关键时刻，
刘掌柜毅然决定，
由煎饼铺小伙子代替患者家属签字。

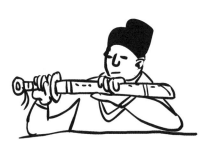

/5

快速实施了安装临时心脏起搏器、
全身麻醉、
取栓等一系列抢救措施，
及时完成了对老人的抢救手术，
使得老人生命获救。

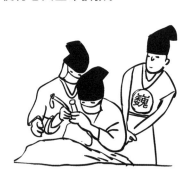

/6

手术结束的时候，
老人的爱人
及子女终于赶到了。

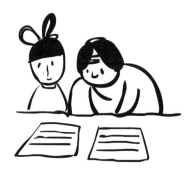

/7

刘掌柜将整个事件的经过，
如实告知了家属，并由家属补签了
相关知情同意文件。

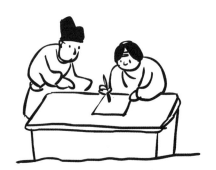

虽然老人仍未脱离生命危险，
但家属非常理解和感动。

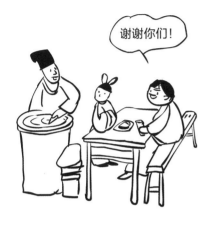

谢谢你们！

他们感动于刘记煎饼铺
勇于担当的侠义情怀。

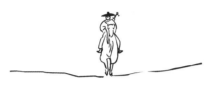

他们感动于刘记煎饼铺
不但煎饼做得好，
抢救中风也有一套。

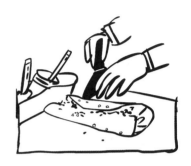

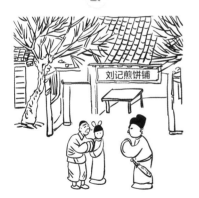

刘记煎饼铺

老人在随后的日子，
经过煎饼铺上下的共同努力，
终于渡过危险期，
逐渐康复回家了。

上海的读者如果发现中风，
可直接去刘记煎饼铺，
不用到阿缪拉面馆了。

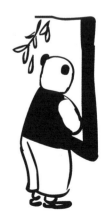

第六章 阿缪门诊

193

熊猫医生阿缪

张先生
——不能遗忘他们

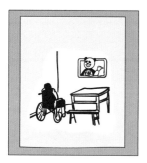

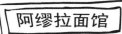 熊猫医生漫画

1

下夜班没事的时候，
我喜欢去找阿缪聊聊天。

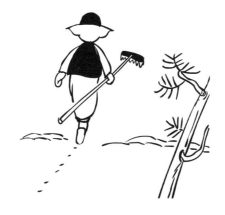

2

阿缪面馆在天坛医院南门，
穿过天坛公园很快就到了。

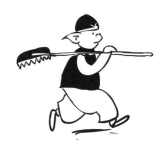

3

像往常一样，
阿缪在做拉面。

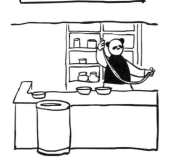

4

不过，
店里今天多了一个人。

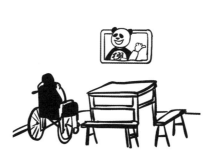

5

一个沉默寡言的人，
默默坐在轮椅上，
看着阿缪拉面。

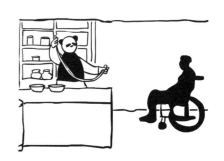

6

阿缪告诉我：
　这是张先生，
　以前是某部门的
　领导，中年才俊，
　前途无量。

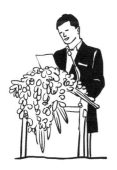

7

他曾经在千人大会上口若悬河，
从来不用草稿。

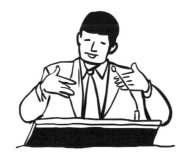

8

他曾经健步如飞，
现在偏瘫了，
需要坐轮椅，
更多的时候是在床上生活。

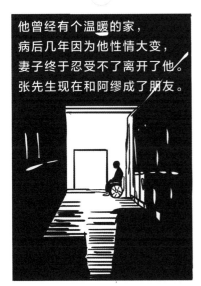

9

他曾经有个温暖的家，
病后几年因为他性情大变，
妻子终于忍受不了离开了他。
张先生现在和阿缪成了朋友。

10

他中风了，
精彩人生戛然而止，
他拒绝康复，
拒绝和别人交流，
烦躁易怒。

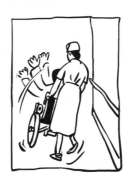

11

他从健康变成了残疾，
他自认为不再优雅，
社会活动明显减少，
朋友越来越少，
他需要更多专业的
心理安慰和鼓励。

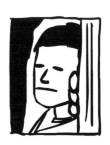

第六章　阿缪门诊

/2

他渴望一种灵丹妙药
让他立刻站起来，
他需要更加科学的治疗方案，
从此让中风远离他，
不再有第二次发作。

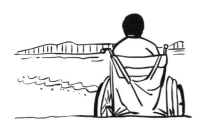

/3

在我们国家，
这样的人很多，
平均下来，
可能每个家庭
就有一个。

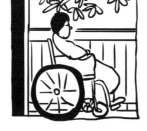

/4

当我们在科普怎样预防
和治疗脑中风时候，
我们不能忽略
那些已经患中风的人群。

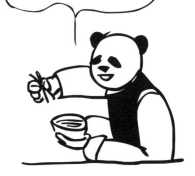

/5

重视预防，
重视治疗和康复训练，
重视已经中风的他们。

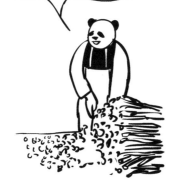

/6

让他们早日康复，
远离中风，
回归社会，
再续辉煌。

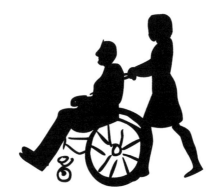

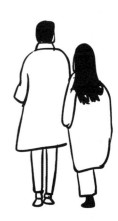

扫一扫
听科普故事

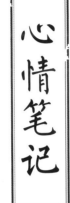

心情笔记

第七章

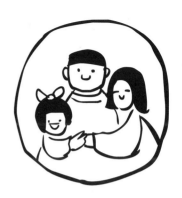

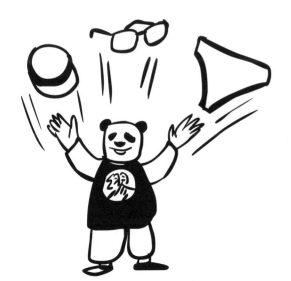

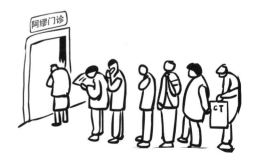

阿缪门诊

熊猫医生阿缪

神经介入医生之蓝精灵

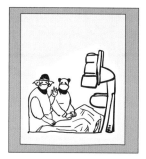

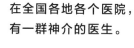 熊猫医生漫画

1

在全国各地各个医院，
有一群神介的医生。

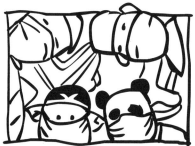

2

他们穿着铅衣，
吃着射线，
活泼聪明又可爱。

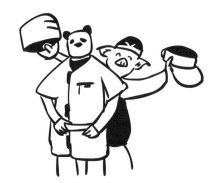

3

他们擅长开通，
擅长堵塞，
每天行走在血管内。

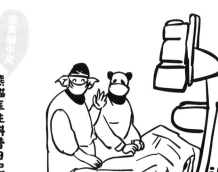

4

他们相互关心，
每天上网，
不断发微信。

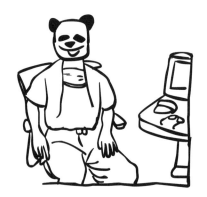

5

哦，可爱的兄弟们。

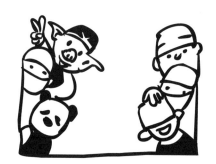

6

哦，可爱的兄弟们。

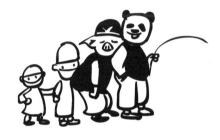

7

他们齐心协力，
开动脑筋，
打败了血管病。

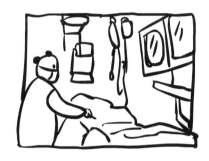

8

他们行走各地，
协助当地开展新技术。

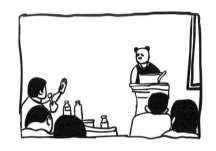

9

在全国各地各个医院，
有一群神介的医生。

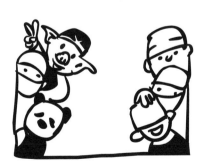

10

他们天天上班，
夜夜加班开通脑血管。

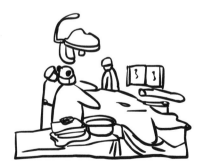

11

他们介入，
他们开会，
还要办沙龙。

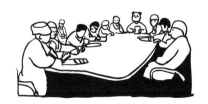

第七章　心情笔记

199

/2

他们心想事成，
每个人心中，
都有一朵蓝莲花。

/3

哦，可爱的兄弟们；
哦，可爱的兄弟们。

/4

他们天天向上，
夜夜奋战，
打败了脑中风。

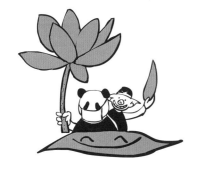

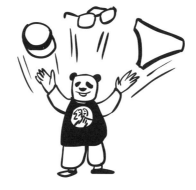

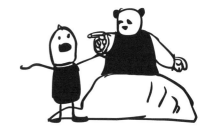

/5

他们生来，
就是为了打败脑中风。

/6

哦，可爱的兄弟们。

/7

哦，可爱的兄弟们。

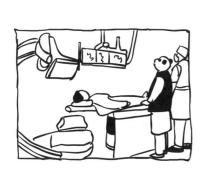

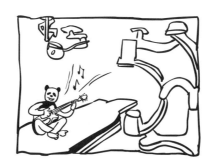

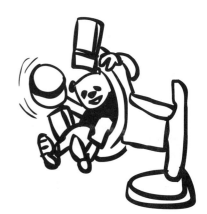

熊猫医生阿缪

I never forget

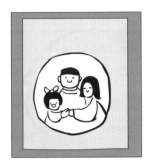

🐼 熊猫医生漫画

1

永远都不会忘记，

2

你临走时那幽怨的眼神。

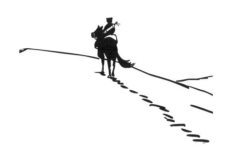

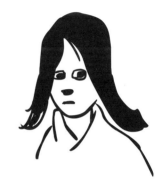

3

因为你还想听更多的解释，
我的丈夫为什么
这么年轻就会得中风？
听说他以后就是个废人了！

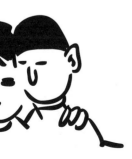

4

其实没有那么严重，
他只是太累，
生活方式太不健康，
还有忽视了高血压。

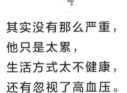

5

只要注意，
可能以后不再发作。

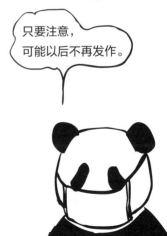

但是我没有足够的时间给你解释，
后面有一大串的患者在等待。

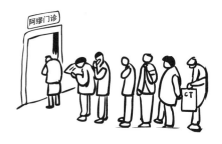

永远都不会忘记，

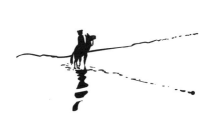

你进门时的一跪。

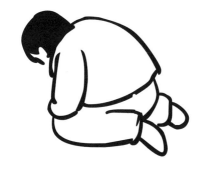

七尺男儿，
抛开了所有的尊严。

远离脑中风

熊猫医生科普日记

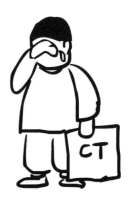

快救救我的妻子，
她还年轻，
脑子里又有血管瘤又有狭窄，
我们上有老下有小！
这个家不能没有她！

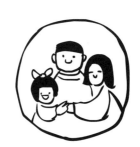

可是当我仔细阅读你带来的资料，
发现问题并没有那么严重。

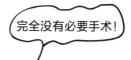

完全没有必要手术！

12

永远都不会忘记，

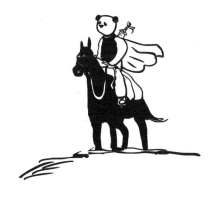

13

几乎所有就诊的患者，
最后一刻那渴求的目光。

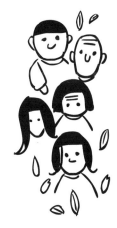

14

都想留下我的电话号码，
想得到随时随地的咨询。
可是我也有自己的生活，
我不是24小时热线电话。

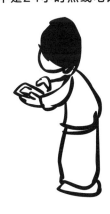

15

永远都不会忘记，

16

你进门时那满面愁容的样子。

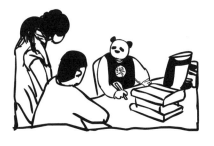

17

一个月来茶饭不思，生活无趣，
卧床不起，
就是因为你体检时
发现颈动脉有了斑块，
你听说了斑块随时会掉下来，
堵住脑血管让你终生残疾。

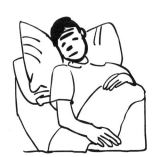

第七章 心情笔记

/8

永远都不会忘记，

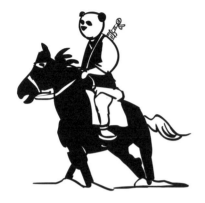

/9

那一幕幕医患纠纷，
很多是因为患者对疾病的无知。

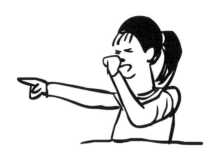

20

他们总认为送进医院就能保命，
假如他们能够懂更多医学知识，
也许就能避免对医疗太多的失望。

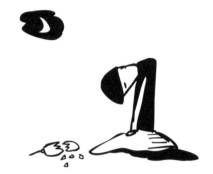

2/

太多的患者需要我们去科普，
作为医生，
不是去做更多的手术，
而是让很多人免遭手术。

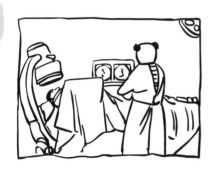

22

Stroke,
wherever you are,
We believe that
we have the power
to end you.
Once more,
end the stroke.

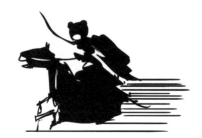

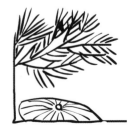

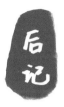

不忘初心，继续前行

当熊猫医生的故事开始在微信中传播开来以后，每天有不少朋友留言给予肯定和支持；也有的朋友在打听熊猫医生的真人，想来会会熊猫医生；几乎天天有留言问天坛西里真的有阿缪面馆吗，要来吃一碗面；还有的读者朋友写来热情洋溢的文章，帮助熊猫医生科普进行宣传和推广；一些社会名人也纷纷友情做客熊猫医生科普平台，用真挚的鼓励支持我们的创作。正像我们在漫画科普诞生百天时所记录的：

不知不觉，熊猫医生科普已经 100 期了，

就像一个初生的孩子百天一样，

我们很高兴，

这个孩子很健康。

每天看着医学科普长大，

也有担心，

以后的路还有很长很长。

一路走来，

得到太多人的鼓励，

太多人的关注，

感谢他们。

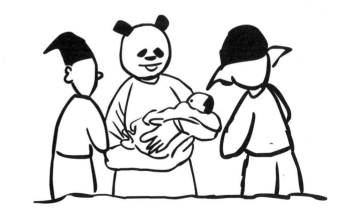

很多人关心我们每天创作，

会不会影响正常工作啊？

不会影响太大，

我们是在快乐地做事，

大部分时候阿缪都是在凌晨 5 点左右醒来在被窝里写的。

或者在马桶上写的（^_^，有味道的科普）。

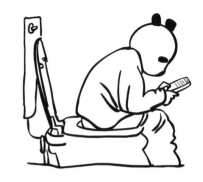

灵感和素材来源于多年救治的患者故事，

是真实的案例，

很多灵感也来源于门诊患者各种各样的问题，

这些问题带有普遍性，

我知道这是我们需要科普的内容。

还有一些灵感来源于热心读者。

傻呆呆多是在晚上把儿子哄睡觉再画的。

儿子在梦中甜蜜的微笑，

就是傻呆呆创作的灵感。

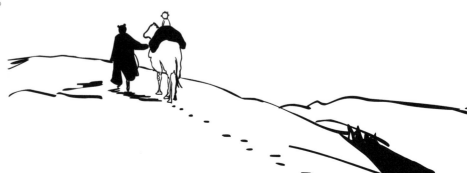

面馆会有吗?

咖啡馆会有吗?

这些读者经常会问的问题,

说明他们关注了科普,

我们对于科普风格的定调是成功的,

我们设计的熊猫形象就是国宝。

喜欢吃拉面,

是因为阿缪是兰州人,

拉面让科普更加接地气。

我们想给读者说明的是所有的一切都没有,

但是总有一天面馆会有的,

而我们现在一心只想做好科普。

因为二十年的行医经验告诉我,

太多的患者因为不懂医学常识,

在第一时间没有得到治疗而抱憾终生。

太多的医疗纠纷,

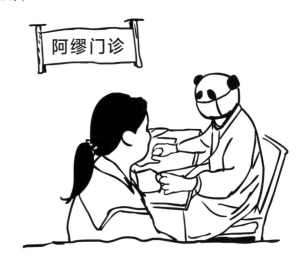

阿缪门诊

其实就是源于对于某一个医学常识解释得不清楚。

很多疾病其实是可以通过了解到简单的医学常识得到预防的。

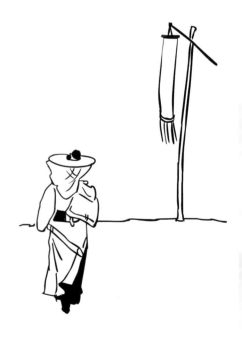

有人问："那么多疾病你们做得过来吗？"

对于我们的专业我们游刃有余，

不是我们自己的专业的内容

我们会查阅大量资料，

力求准确科普。

当然这会花很多时间，

好在很多同行

觉得这是行善积德的好事，

已经加入了我们的队伍，

他们都是临床上的专家。

以后，我们会邀请更多志同道合的同行加入我们的专业队伍，

给读者更加精准的科普知识。

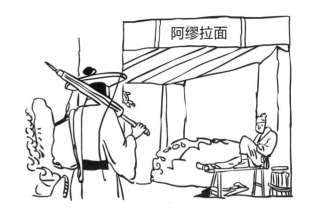

我们希望百姓更健康，
我们做的是良心科普，
每科普一个知识，
就可能减少一个悲剧的发生，
挽救一个家庭。

漫画医学科普，
这是我们能做的，
也是一种使命。
不管以后的路多艰难，
我们仍然会坚持，
风雨无阻，
不忘初心，
继续前行。

缪中荣　何义舟
2016 年 9 月 21 日

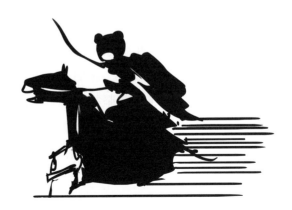

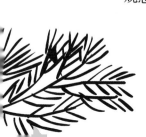

我父亲是缪主任的患者，我也是名医生，很兴奋在网上看到另一面的缪主任，也为二师兄这种漫画科普风格感到新奇，我会一如既往地做你们的忠实粉丝，也会继续把好的文章分享给身边的人，加油啊，熊猫医生漫画！

—— 雪舞伊人

支持你们！工作之余也要注意休息，行善同时更要注重自身健康！初心不变，道路不止。

—— Andy^_^秦

每天早晨起床都要看漫画，辛苦了！

—— 小囡

本人已行医 10 年，还要继续行医 20 余年，希望通过科普，以后的病人会越来越少！

—— 牛他爹

每篇故事我都会反复看多遍。像珍视孩子一样珍惜作品，才能诞生充满灵性的作品。愿这样的作品广为人知，为百姓喜爱。

—— 周宁

这一期看完五味杂陈，100 期走来个中辛苦又怎如看漫画般轻松呢？写的人日日绞尽脑汁往二师兄体型发展，画的人夜夜煎熬已然阿缪的熊猫样子，科普的路上并不平坦，需要专业的知识，需要坚持的体力，需要执着的勇气，更需要良心一枚，为您们手动点无数个赞，也祝福您们求经路上一路顺风，该吃竹吃竹，该喝面喝面，做得了科普，治得了观念，有各路神仙陪伴，有人有妖相随，眼前也有诗，远方少苟且，甚好！[微笑]

—— M-Way

转眼 100 期，期期都看，期待 1000 期

—— 周星

还是健康最重要啊！科普同时注意自身的休息。非常感动，莫忘初心！

—— Yi

非常感动，莫忘初心。

—— 春之舞 – 柳

相当赞！支持原创医学科普，希望造福更多大众！

—— yangyang

你每天画，我就每天看，你画多久，我就看多久。

—— 刘西

不忘初心，继续前行！

—— 马元智

不忘初心，继续前行。

—— 花开见佛

勿忘初心，方得始终。

—— Diana

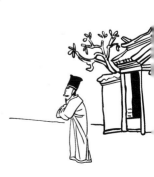

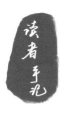

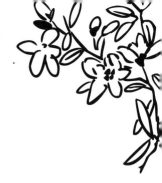

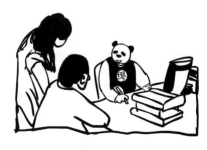

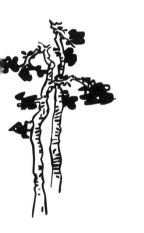

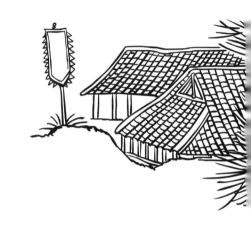

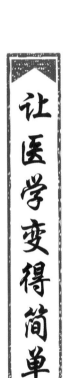

让医学变得简单

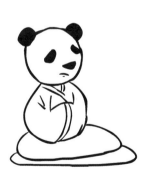

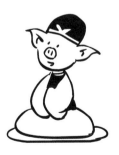

图书在版编目（CIP）数据

远离脑中风：熊猫医生科普日记 / 缪中荣文；何义舟图 . —北京：人民卫生出版社，2016
ISBN 978-7-117-23494-8

I.①远… II.①缪… ②何… III.①脑血管疾病 - 防治 - 通俗读物 IV.①R743-49

中国版本图书馆 CIP 数据核字（2016）第 237587 号

人卫智网　www.ipmph.com　医学教育、学术、考试、健康，购书智慧智能综合服务平台

人卫官网　www.pmph.com　人卫官方资讯发布平台

远离脑中风——熊猫医生科普日记

文　　　　缪中荣
图　　　　何义舟
出版发行　人民卫生出版社（中继线 010-59780011）
地　　址　北京市朝阳区潘家园南里 19 号
邮　　编　100021
E – mail　pmph @ pmph.com
购书热线　010-59787592　010-59787584　010-65264830

印　　刷　北京华联印刷有限公司
经　　销　新华书店
开　　本　889×1194　1/24　印张：9.5
字　　数　311 千字
版　　次　2016 年 10 月第 1 版　2016 年 10 月第 1 版第 1 次印刷
标准书号　ISBN 978-7-117-23494-8/R·23495
定　　价　58.00 元